高齢社会と認知症診療

The Aging Society
and
Clinical Practices
for
the Demented

松下正明 著

弘文堂

はしがき

　本書は，私のいわゆる「認知症論」で，専門雑誌や単行本に公刊した，アルツハイマー型認知症，血管性認知症，ピック型認知症（ピック病，前頭側頭型認知症）など認知症に関わる論文を集めたものである。認知症学という学問があるとするならば，ここに収めた論考は，その学問の総論に属するものか，あるいは個別的認知症疾患を取り扱っても，総論的内容に近い論考に相当するものである。

　私は，精神科医臨床一般とともに，長い間，認知症診療と認知症脳の神経病理学的研究にたずさわってきたこともあって，これまでに認知症に関わることを種々の立場から論じてきた。そのなかでも，ここでは主として，日常臨床に直接に関わるテーマを論じた認知症論だけを収めた。内容的には認知症の概念論，症候論，治療論などが主ということになる。一方，病因論につながるような，たとえばアルツハイマー型認知症や血管性認知症やピック型認知症（ピック病）の神経病理学的研究は，専門的でもあり，除外した。なお，採録にあたり，「痴呆」という言葉はすべて「認知症」に変更した。また，ケアレスミスや舌足らずの文章の一部では，言葉や文章を訂正し，加筆した。

　日本の社会では高齢者が激増し，1970年来，高齢化社会（高齢者といわれる65歳以上人口が総人口に占める割合が7％を超える）といわれるようになった。現在のように，高齢者人口が全体の23.1％（2,944万人）を占め，全人口のなかで4人に1人が高齢者であるという状況，また，75歳以降の高齢者を指す後期高齢者が総人口の1割を超え，全高齢者人口のほぼ5割を占め，あるいは女性の平均寿命が86歳となり，1960年代数百人だった100歳以上高齢者が，2010年4万人を超したという状況は，それ以前から，認知症の診療と研究にたずさわってきた者としては，驚き以外のなにものでもない。高齢者が多いということは，高齢期における認知症が激増してきたことを意味するからである。かつては，日本全国で，10万人レベルの数しかいなかった認

はしがき

知症者がいまや250万人に迫っているという報告もある。軽症の認知症者，あるいはその予備群までいれると，その数は全人口の5％，500万人以上を数えるはずである。

したがって，1970年前は，認知症を診療する医師は，ごく専門化した，少数の精神科医集団に属しているにすぎなかったが，現在では，多くの精神科医のみならず，神経内科医，老年科医，脳外科医，あるいはその他の臨床科の医師など，あらゆる診療医が認知症診療に関わらないと，社会のニーズに応えられない状況が生じてきている。

このような状況をひっくるめて，「高齢化社会から高齢社会へ，さらに，80歳以降の高齢者が増え続ける超高齢社会」へ，そして，私の造語でいえば，「認知症社会へ移行する世界」と称しているが，ここに収めた論考はすべて，そのような状況に対する驚き，さらにはそこに潜む多くの社会・医療問題への危機意識から叙述されたと言っても過言ではない。

本書の準備をしてきた矢先，平成23年3月11日，東日本大震災，福島の原発事故が発生し，2万人に及ぶ人が死亡，行方不明となり，多くの家や土地や財産が失われるという事態が生じた。お亡くなりになられた方々には心よりお悔やみ申しあげるとともに，被災者の皆さまには謹んでお見舞い申しあげ，ただひたすらできるだけ早い復興を祈念するばかりである。それにしても，いつの時代，どのような地域であれ，このような大災害に最も被害を受けるのはいつも高齢者や子どもなどの弱者である。このたびの大震災でも数多くの高齢の認知症者が亡くなり，また，生きる場を失ったという。そのことに心を痛めながら，本書を編むことをつづけた。

平成23年8月

著者識

目　次

はしがき …………………………………………………………… i

序章　現代における多様な高齢者像 ………………………… *1*

1. 白書に描かれる高齢者　*2*
2. 『2009年版高齢社会白書』にみる高齢者像　*3*
    (1) 高齢者の人口構成と平均寿命
    (2) 高齢者の現況とその環境
        ①高齢者の孤立化現象
        ②高齢者の経済状況
        ③高齢者の健康状況
        ④介護保険制度からみた高齢者像
3. 現代社会における高齢者像　*9*

   おわりに　*10*

第Ⅰ部　高齢者診療の基本姿勢

第1章　高齢者診療の基本姿勢 ……………………………… *14*

1. 全般的な基本姿勢　*14*
    (1) 患者の人権の遵守
    (2) インフォームド・コンセント
    (3) パターナリズムと自己決定権
    (4) 診療医に求められる倫理的要請
    (5) 多職種によるチーム医療であること
    (6) Bio-psycho-social model（身体心理社会モデル）への回帰
    (7) 治療的ニヒリズムの破棄
2. 実際の診療の場における基本姿勢　*22*
    (1) 病識のない患者の受診行動への対応

目　次

　　　(2)「患者の声や心を聴く」ことの大事さ
　　　(3) 診察時の言葉遣い,「人生経験豊かな患者」
　　　(4) 診察時の目線
　　　(5) 神経学的検査, 神経心理学的検査
　　　(6) 身体機能への関心
　　　(7) 脳画像検査の重要性
　　　(8) 病名の告知, 治療の可否
　　　(9) 家族へのインフォームド・コンセントと医療への参加
　　おわりに　*29*

　第Ⅱ部　認知症とは何か
　　第2章　認知症の概念・定義 …………………………… *32*
　　　はじめに　*32*
　　　1. DSM分類による診断基準と認知症の定義　*32*
　　　2. 従来の認知症定義　*34*
　　　　(1) 特定の精神機能の障害を強調する定義
　　　　(2) 精神機能全般が障害されることを強調する定義
　　　3. ピック型認知症や皮質下性認知症の理解　*36*
　　　おわりに　*38*

　　第3章　皮質性認知症と皮質下性認知症
　　　　　　　──高齢者にみる認知症の分類をめぐって──　…*40*
　　　はじめに──問題意識──　*40*
　　　1. 高齢期の認知症の分類　*42*
　　　2. 皮質性認知症　*44*
　　　3. 皮質下性認知症　*45*
　　　4. 辺縁性認知症　*51*
　　　5. 白質性認知症　*51*
　　　6. 混合型認知症　*52*

第4章　MCI概念雑感──MCI概念の功罪を考える── …56
1. MCIはアルツハイマー病との関連で論じられていること　56
2. アルツハイマー型認知症の前駆としてのMCI　58

おわりに　60

第5章　Treatable dementia（治療可能な認知症）概念・再考──その誕生と受容をめぐって── ……61
1. 認知症とは何か　61
2. 認知症は回復するのか　63
3. 「治療可能な認知症」概念の誕生　64
4. 「治療可能な認知症」，その後　65
5. 「急速に進行する認知症」（RPD）　68

第III部　アルツハイマー型認知症（アルツハイマー病）

第6章　アルツハイマー略伝 …………………………72
1. アウグステ・D夫人との出会い　73
2. アルツハイマーの略伝　76
3. アルツハイマー病の命名とそれをめぐる医学史上の論争　81

エピローグ　84

第7章　アルツハイマー病の発見をめぐって──アルツハイマー病の歴史のなかで── ………89
1. アルツハイマー病症例の発見　90
2. Auguste D　92
3. Alzheimerの考え方の変遷　95
4. 「アルツハイマー病」の提唱　98
5. 1911年のAlzheimer論文　99
6. 1912年前後の症例報告の状況　103

v

おわりに ……………………………………………………………… 105

第8章　アルツハイマー型認知症の研究眺望 ………… 108
1. アルツハイマー病概念の誕生　*108*
2. アルツハイマー病は独立した疾患か
　　――アルツハイマー病にみる異種性と多様性の問題――　*111*
3. アルツハイマー病研究の流れ　*114*
4. 日本におけるアルツハイマー病報告　*118*
5. アルツハイマー型認知症の治療とケアの歴史　*120*
6. アルツハイマー型認知症と社会　*122*
   おわりに　*123*

第IV部　血管性認知症，ピック型認知症

第9章　血管性認知症の症候をめぐって ……………… 128

第10章　血管性認知症再考 ……………………………… 138
1. 血管性認知症の概念　*139*
2. 臨床診断基準と疫学調査　*140*
3. アルツハイマー型認知症と血管性認知症　*143*
4. アルツハイマー型認知症と血管性認知症は同一の疾患か　*145*

第11章　Pick病再考 ……………………………………… 149
1. Pick病と前頭側頭型認知症　*150*
2. Arnold Pickによる報告　*151*
3. Pick病（限局性脳萎縮症）への関心　*153*
4. Pick病の臨床像　*155*
   おわりに　*158*

第Ⅴ部　認知症の治療

第12章　抗認知症薬の開発の戦略 ……………………164
　1. 現在に至るまでの認知症関連の薬物と新しい抗認知症薬　*164*
　2. アルツハイマー型認知症の病態　*166*
　3. 抗認知症薬開発の現状　*170*
　4. 抗認知症薬開発の展望　*171*

第13章　外来認知症診療の経験から ……………174
　1. 東京都健康長寿医療センターの沿革と現状　*175*
　2. 本センター病院におけるもの忘れ外来の経験　*178*
　3. 本センター病院における精神科外来の経験　*183*
　4. 認知症診療の流れと治療　*185*
　5. 本センター病院における認知症医療の役割　*188*

終章　歴史のなかの長寿観
　　　　──貝原益軒とジョナサン・スウィフト── ………*191*
　1. 『養生訓』　*192*
　2. 養生の道　*192*
　3. 『養生訓』にみる高齢者観　*194*
　4. 『ガリヴァー旅行記』　*195*
　5. 『スウィフト博士の死』　*197*
　6. 益軒の長寿観と時代　*202*
　7. スウィフトの長寿観と時代　*205*
　8. 益軒とスウィフトの長寿観の相違　*209*
　おわりに　*211*

　あとがき──解題を兼ねて── ……………………………*213*

目　次

初出一覧 …………………………………………………… *227*

索　引 ……………………………………………………… *229*

序章　現代における多様な高齢者像

　現代は典型的な高齢者像を描けなくなった時代であるとしばしばいわれる。筆者もまさにその通りだと思っている。それは高齢者の実数が過去にみられないほどに増加し，それに伴って，多様多彩な高齢者が存在するようになったからである。

　古代の昔から，マイナスとプラスのイメージをもった，両極端に分かれる高齢者像があった。マイナス・イメージといえば，ジョナサン・スウィフトが描く「歯も欠けるし，頭髪も抜けてしまう。味の善し悪しもわからず，ただ飲み，食うだけとなる。何か話をしていても，物の名も人の名前も，親友や親戚の名前さえも忘れてしまう。……老醜というやつの他に，その年齢に比例して一種独特な，名状すべからざる凄惨さを漂わせている」高齢者[2][3]がその代表である。さらには，貧窮した家族の生活を維持するために姥捨て山に捨てられる高齢者（たとえば深沢七郎の『楢山節考』），余計者として地域社会から間引き・抹殺されていく高齢者もまたマイナス・イメージのひとつであった。

　一方，プラス・イメージでは，「長老」「老成」「老熟」などの言葉にみられるような，長い人生で蓄積された広い知識と経験の故に社会や家族から頼られ尊敬され，地域社会の要としての存在感を示す高齢者（たとえば，黒澤明の映画「七人の侍」での水車小屋に住む高齢者とか），あるいは一生のほとんどを農民や職人などとして生活し，文盲であっても，その人生観，生活観によって尊敬される高齢者像（たとえば，18世紀のスイスで，田園のソクラテスといわれたクラインヨッグ[1]）があった。

　しかし，いまや，その両極端にわたる像をもって，高齢者を描くことはほ

1

とんど不可能である。マイナスのイメージをもった高齢者は少なからず存在するとして,「長老」や「老成」などに象徴されるプラスのイメージをもった高齢者像は古きよき時代のことであっていまやまったく存在しなくなったといっても過言ではない。

1. 白書に描かれる高齢者

2010年5月14日,『2010年版高齢社会白書』(2009年における状況) が閣議決定されたことが一斉に報じられた。それぞれの見出しをみると,朝日新聞では,〈高齢者の犯罪,10年で3倍　白書「孤立が再犯の要因」〉,読売新聞では,〈高齢男性の独り暮らし急増,孤立化の懸念も〉,毎日新聞では,〈高齢社会白書：独居男性が急増　30年には17%〉,日本経済新聞では,〈65歳以上人口,最高の22.7%　後期高齢者10.8%に　高齢社会白書,社会的孤立の警鐘〉であった。高齢者の社会的孤立化とおそらくそれに起因すると思われる高齢者の犯罪の増加がいずれの紙面でも強調されており,そのことが『2010年版高齢社会白書』の主要なトピックスであることがうかがえた。

とくに,社会的孤立に関しては次のようなことが指摘されている。65歳以上の高齢者人口が2,901万人で,総人口に占める割合は22.7% (75歳以上の後期高齢者の割合は10.8%) であるところ,65歳以上の高齢者人口に占める独り暮らしの割合は,男性で11.0%,女性で19.4%であり,とくに男性高齢者の独り暮らしがこれからも急増することが推測されている。また,独り暮らしのなかで,男性ではその41.2%,女性ではその32.4%,未婚者ではその33%,健康状態が悪い高齢者では16%,生計が苦しい高齢者では12%で,周囲との会話が電話やメールを含めて2～3日に1回以下であり,困ったときに頼れる人がいない事例は,独り暮らし男性で24.4%,女性で9.3%,未婚者で20%を占めていた。

その詳細は,『2010年版高齢社会白書』が刊行される2010年7月まで待たなければならないので,同様の傾向を『2009年版高齢社会白書』[4]で確認し

ておきたい。

2. 『2009年版高齢社会白書』[4] にみる高齢者像

(1) 高齢者の人口構成と平均寿命

現代の日本は高齢社会と称されるほど高齢者の数が多く、とくに85歳以降のいわゆる超高齢者が激増していることは周知で、あえて述べるまでもない。しかし現代における高齢者像の特徴を把握する意味でも、改めて、高齢者の人口構成や平均寿命の変遷を知っておく必要がある。

現代の高齢者の特徴をまず表示してみる（表1）。1950年を選んだのは、統

表1 日本における高齢者人口の構成と平均寿命・平均余命

		1950年	1970年	1995年	2009年
総人口		8,320万人	10,372万人	12,557万人	12,769万人
男		4,081	5,092	6,157	6,225
女		4,239	5,280	6,400	6,544
65歳以上人口		410 (4.9%)	733 (7.1%)	1,826 (14.5%)	2,821 (22.1%)
男		172	322	750	1,204
女		238	411	1,076	1,617
65〜74歳人口		305 (3.6%)	512 (4.9%)	1,109 (8.8%)	1,499 (11.7%)
男		133	235	494	705
女		172	277	615	794
75歳以上人口		105 (1.3%)	221 (2.1%)	717 (5.7%)	1,322 (10.4%)
男		39	86	257	499
女		66	135	460	823
85歳以上人口		9.5 (0.1%)	29.5 (0.3%)	158 (1.3%)	345 * (2.7%*)
男		2.9	8.9	48	94 *
女		6.6	20.6	110	251 *
平均寿命	男	59.6歳	69.3歳	76.4歳	79.3歳*
	女	62.9	74.7	82.8	86.1 *
65歳時の平均余命					
	男	11.5年	12.5年	16.5年	18.6年*
	女	13.9年	15.3年	20.9年	23.6年*

＊は、2008年の数値
（『2009年版高齢社会白書』[4] や『国民衛生の動向2009年』[5] 等をもとに筆者作成）

計数字がそのころより詳細になってきたことに加え，現時点から60年前の戦後間もない時期の日本との比較をしたいという理由による。また，40年前の1970年は，65歳以上人口が初めて総人口の7％を超え，日本は高齢化社会に突入したことが喧伝された年であり，1995年には，その割合が14％を超え，もはや高齢化社会を卒業し，高齢社会になったことが強調されるようになった。2009年は最新のデータということで取り上げたが，この年は後期高齢者といわれる75歳以上の人口が初めて総人口の10％を超えた年でもあった。加えて，2005年に65歳以上人口の割合が20％を超え，日本全体で5人に1人は高齢者である状況になったことも特記しておきたい。

　表1にみるように，65歳以上の高齢者が年々増加の一途をたどり，総人口に占める割合が，60年前には5％弱，総人口で20人に1人であったのが，その20年後には7％，さらに25年後には14％，その15年後の2009年には22.1％と国民の5人に1人が高齢者であるという状況になった。しかも，わが国では高齢者が激増していることに加え，その増加のスピードが年々加速されていることが特徴である。パーセントにすると実感がわかないかもしれないので，実数で示すと，65歳以上の人口が，60年前には410万人のところ，現在は2,800万人を超えるほどになってきたことになる。

　なお，将来の推計人口として，総人口は年々減少する傾向にあり，45年後の2055年には9,000万人弱と60年前の総人口に近くなる一方，65歳以上高齢者は3,650万人となり，その総人口に占める割合は，40.5％，国民の2.5人に1人が高齢者となる。

　さらに特徴的なのは，75歳以降の後期高齢者や85歳以降の超高齢者が著しく増加していることである。それはまさに表1にみる通りで，後期高齢者であれば，60年前では総人口の1.3％（105万人）であったのが，現在では10％を超え（1,322万人），実数からいえば12.6倍となり，超高齢者であれば，60年前では0.1％（9.5万人）であったのが，現在では（この原稿執筆時，2009年のデータが不明なので，2008年データを用いるが）2.7％（345.4万人）で，実数では驚くなかれ36.4倍となってきたのである。

序章　現代における多様な高齢者像

　上述したような高齢者激増という現代社会の特徴は，おそらく，出生数の減少による少子化と医療や福祉，保健，栄養状況，生活環境等の進歩，改善による平均寿命，あるいは平均余命の延長に因るところが大きいとされている[4]。

　その平均寿命をみると，1950年では，男で59.6歳，女では62.9歳であったのが，2008年では，男で79.3歳，女で86.1歳となり，およそ60年間に，男で20歳，女で23歳の伸びを示したことになる。また，1950年の65歳の平均余命では，男性で12年弱，女性で14年ほど生きることになるとされていたが，現代では，男性で19年弱，女性で24年になる。別な表現を用いれば，60年前と比較して，現代における老後の生活は1.5～2倍ほどに長くなったということを意味していることになる。この事実は重要である。

(2)　高齢者の現況とその環境

　『2009年版高齢社会白書』[4]をもとに，現代の高齢者をめぐる生活環境，経済状況，健康状況について，以下略述してみたい。

①　高齢者の孤立化現象

　すでに，2010年の『白書』の報道について述べたように，現代の高齢者の最大の特徴は，独り暮らしの高齢者が増え，高齢者の孤立化現象が顕著になってきたということである。

　『白書』[4]や上述したマスコミ報道によると，65歳以上の高齢者がいる世帯は，2007年現在，1,926万世帯で全世帯（4,802万世帯）の40.1％を占め，そのなかの433万世帯（22.5％）は高齢者の単独世帯であった。1980年には，10.7％であった単独世帯が，2002年に20％を超えたという。高齢者層の実態をみると，高齢者全体のなかでの独り暮らしの人の割合は，1980年で8.5％（男性　4.3％，女性　11.2％）であったのが，2010年には，男性　11.0％，女性　19.4％となり，将来の人口推計では，2030年には男性　17.8％，女性　20.9％になるとされている。独り暮らしの高齢者は，現時点で高齢者全体の15％前後，将来的には20％近くとなり，高齢者の5人に1人は独り暮らしを

5

しているという状況になりつつあることが指摘されている。

さらに，独り暮らし高齢者では，心配ごとがあると感じている人の割合が年々多くなり（2005年で63.0%），頼れる人がいない高齢者の割合も増加し（30.7%），1人で過ごすことへの不安を感じている高齢者が非常に増えていることが窺える。

② 高齢者の経済状況

高齢者の経済状況をみても，暮らし向きが苦しいと感じている者の割合が増え（26.4%），「ゆとりがある」と感じている者の割合（8.5%）と比べて，その割合が非常に高いことが示されている。そして，2006年の平均年間所得では，全世帯平均で，566.8万円のところ，高齢者世帯（65歳以上の高齢者のみで構成するか，それに18歳未満の未婚の者が加わった世帯のこと）では，306.3万円であった。これは平均であり，高齢者世帯の年間所得の分布をみると，100～200万円のクラスが最も多く（23.9%），次いで200～300万円群（21.7%），300～400万円群（17.8%）となっていた。一方，500万円以上の群は合わせても12.0%に過ぎなかった。年間所得分布の中央値は244万円となり，高齢者世帯に低所得層が多いことが統計上にも現れていた。

また，高齢者世帯での平均所得306.3万円の内訳は，稼働所得56.2万円，公的年金・恩給209.4万円，財産所得23.0万円，年金以外の社会保障給付金2.5万円，仕送り・その他15.2万円であった。このデータからみると，高齢者世帯では，家計は主として公的年金等に支えられ，アルバイト等での実質収入は年間に60万円を切り，また子ども等からの仕送りにも頼ることができず，預金の利子がない時代でもあることから，蓄えた貯蓄や財産から年間20万円以上を食いつぶしていくといった高齢者世帯像が浮かんでくる。

なお，貯蓄状況については以下のような数値が得られている。わが国では，全世帯における一世帯あたりの貯蓄現在高は1,719万円のところ，高齢者世帯では2,481万円で，全世帯平均を上回っているが，その差は700万円ちょっとという僅かな差でしかない。しかも，4000万円以上の貯蓄高の世帯は17.6%と全世帯での10.5%をはるかに超え，2000万円以上の貯蓄世帯は

42.9%（全世帯では，27.9%）である一方，貯蓄額が500万円以下は，高齢者世帯で19.0%（全世帯では，30.6%）で高齢者世帯の2割，300万円以下は，11.6%でその1割を占めていることになる。さらに，貯蓄額が100万円未満の高齢者世帯は5%弱で，20世帯に1世帯は低貯蓄層であった。

　現代社会は経済的な格差社会であるとよくいわれるが，高齢者にも目立つ格差社会であることも強調されてよい。

③　高齢者の健康状況

　『2009年版高齢社会白書』[4]には，高齢者の健康状況についてもいくつかのデータが取り上げられている。

　病気やけが等で自覚症状のある人（入院者を除く）のことを有訴者といい，1,000人あたりの有訴者数を有訴者率としている。2007年のデータでは，65歳以上の人口での有訴者率は，総数で496.0（年齢階級別に分けてみると，65〜74歳で，男性430.9，女性492.0，75〜84歳で，513.6，562.4，85歳以上で，531.4，523.9）であった。つまり，65歳以上の高齢者の約半数が何らかの心身の異常を感じており，とくに後期高齢者の女性では，その割合が6割近くに及ぶという健康状況であった。

　さらに，現時点で健康上の問題で日常生活動作（Activities of Daily Life: ADL），外出，仕事，家事，学業，運動等に影響のある人を人口1,000人あたりの数でみると，65歳以上高齢者総数では，226.3（65〜74歳で，男性163.3，女性167.0，75〜84歳で，それぞれ259.6，290.7，85歳以上で，374.7，405.2）で，とくに超高齢者では，4割近い高齢者が健康上の問題によってADL等で何らかの支障をきたしていることがわかった。また，日常生活への影響としては，ADL（起床，着脱衣，食事，入浴など）でもっとも大きく，次いで，外出，仕事・家事・学業，運動の順となっていた。

　また，60歳以上の者を対象とした，自分の健康についてどのように感じているのかという2008年のデータでは，健康であると思っている人が64.4%，健康であるとはいえないが病気ではない人が29.9%，病気がちで寝込むことがある人が5.2%，病気で一日中寝込んでいる人は0.5%という結果が得られ

ている。上記の有訴者率や日常生活に影響のある者率の数値と比べると，自分が健康，あるいは病気をもっていないと感じている人の割合が高く出ているが，65歳以上の高齢者の5割から6割近くは自分は健康であると思っているものの，残りの4～5割の人は健康に対して何らかの不安を抱えているということになる。とくに，データは挙げられていないが，高齢者の年齢階級別に分析すると，後期高齢者や超高齢者層では健康と感じていない人がかなり増加していることが推測される。

④ 介護保険制度からみた高齢者像

2000年に施行された介護保険制度からみた高齢者像も無視できない。

65歳以上の第1号被保険者数は，2000年4月では2,165万人のところ，2008年4月では2,757万人とおよそ600万人増えているが，要介護認定者は218万人（10.1％）から455万人（16.5％）に倍増している[5]。要介護認定者数は年々増加の傾向で（2000年から2008年までの間，毎年20～40万人の増）あり，また，筆者自身の高齢者医療の臨床の現場からみた印象では，要介護認定の対象となる人で，実際に要介護認定の申請をしていない人もかなりの数があり，そのことを考えると，私見では，65歳以上の高齢者のおよそ20～30％の人は介護保険制度の対象とみなされるのではないかと推測される。

2008年4月現在で，要介護認定者は455万人であったが，その内訳をみると，要支援1が55.2万人，要支援2で62.9万人，要介護1で76.9万人，要介護2で80.6万人，要介護3で71.1万人，要介護4で57.9万人，要介護5で50.0万人であり，その年度別の推移をみても，要介護度の高い範疇の認定者が急速に増加していることが示されている。また，前期高齢者と後期高齢者とに分けての要介護認定の状況の比較がなされているが[4]，2007年度で，65～74歳の前期高齢者では，要支援が17.4万人（当該人口比で，1.2％），要介護では48.0万人（3.3％）であり，75歳以上の後期高齢者では，要支援で83.5万人（6.6％），要介護で271.7万人（21.4％）であった。前述したように，後期高齢者，超高齢者が激増している現代社会では，介護保険制度の中では，要支援よりも要介護，しかも程度の高い要介護の認定者が急増してく

ることが予測される。

3. 現代社会における高齢者像

『2009年版高齢社会白書』[4]や『国民衛生の動向2009年』[5]をもとにして，細かい数字を示しながら，現代社会における高齢者の実像を描いてきた。それをまとめると，
- 65歳以上を高齢者とすると，その数は年々増加し，全人口の5人に1人は高齢者であること，
- 75歳以上の高齢者をとっても，全人口の10人に1人が高齢者であること，
- 85歳以上の超高齢者の数が激増していること，その背景には長寿化が進んでいること，
- 女性では平均で85歳まで生きることができ，65歳になって高齢者の仲間入りした人はその後の老後の生活として，男性はさらに20年弱，女性では24年弱を暮らしていけること，
- 独り暮らしの高齢者や高齢者のみの世帯が増えていること，とくに男性での独り暮らしの増加率が高いこと，
- 生活への不安や心配ごとに悩む独り暮らしの人が多いこと，経済的にも高齢者世帯での貧困化や低財産化が著しくなっていること，
- 高齢者の半数は心身に何らかの自覚症状をもち，健康上の理由で日常生活動作や外出・仕事・家業・運動に支障をきたしている人が半数近くみられること，
- 介護保険制度の対象となってもおかしくない高齢者が全体の3割近くを占めるようになっている，

という高齢者像が浮かんでくる。

つまり，従来にない長期間の老後の生活を送りながら，後期高齢どころか85歳以上の超高齢を迎え，健康に不安をもち，ADLが低下し，家事・仕事にも支障をきたし，介護保険制度に頼らざるをえない状態で，経済的には貧

困で，財産も乏しく，子どもや孫などの若い世代からは孤立化し，社会的な交流も乏しいといった高齢者が平均的である社会となってきたのが現代の特徴であるとみなすことができる。

しかし一方で，現代社会では，『2009年版高齢社会白書』で浮き彫りにされた平均的な高齢者，あるいは，上に述べたような種々のマイナスの側面が強くみられるような高齢者だけでない。たとえ超高齢者であっても，心身ともに健康で，重大な病気ももたず，活発な対外的な活動や仕事をし，家庭環境にも恵まれ，経済的にも不自由でない人も少なからずいるのも現実である。

そのいずれをもって現代の高齢者像とするのかはなかなか難しく，高齢者像を描く人の見方，考え方，あるいは主観によって随分と変わり，種々の描き方がありうるであろう。

しかし，おそらく現代で高齢者像が描けなくなったのは，昔は高齢者数が少なくて，ときには希少な存在であったが，現代では人口の多くを高齢者が占めるようになったという状況の変化によるところが大きい。もはや，単一の高齢者像を描くのは不可能になってきたといってもよいのかもしれない。

おわりに

高齢者像は，『2009年版高齢社会白書』等で浮き彫りにされているだけではない。というより，これまでは，高齢者の全体像としては，社会学等における調査・研究で明らかにされ，個別的な人物像としては，文学や芸術，たとえば小説，随筆，伝記，絵画，映画などで描出されるのが普通であった。高齢者，あるいは「老い」を描くのは，文学や芸術のひとつの分野であったともいえる。たとえば，ごく最近の，黒井千次の小説『高く手を振る日』や随筆『老いのかたち』はひとつの高齢者像を描いたものであるが，読者の関心を呼んだのか書評欄を賑わしたものである。

しかし筆者は，かつての小説や映画を思い出すと，現今，高齢者が描かれることはきわめて少なくなったように感じる。かつてといえば，谷崎潤一郎，

永井荷風，井上靖，川端康成，円地文子，中里恒子などの小説を思い出し，映画でも，小津安二郎，木下恵介，黒澤明らの作品がすぐに目に浮かぶ．

　高齢者があまり描かれなくなってきたのは，描く対象の高齢者が多様多彩となり，たとえひとつの典型像を描いても，大方の共感や感動を呼ばなくなってきたからであると筆者は考えている．

文　献

（1）Bleuler M: Some aspects of the history of Swiss psychiatry. Am J Psychiat 130:991-994, 1973.
（2）松下正明：不老不死より健老長寿へ——さまざまな不幸のさなかにあって長寿をどう生き抜いていくのか．老年精神医学雑誌 12：221-228，2001.
（3）松下正明：歴史のなかの長寿観——貝原益軒とジョナサン・スウィフト．こころと文化 8：11-22，2009．（本書終章）
（4）内閣府：2009年版　高齢社会白書．東京：内閣府，2009.
（5）財団法人厚生統計協会：国民衛生の動向　2009年．東京：厚生統計協会，2009.

第Ⅰ部　高齢者診療の基本姿勢

第1章　高齢者診療の基本姿勢

　高齢者診療（正確には，高齢者の精神科診療だが，以下，高齢者診療）における診療医の基本姿勢には，一般の精神科医療と共通するものと高齢者診療に特徴的なものの2つの側面がある。ここでは両者を含めて論じることになる。

　また，高齢者診療といっても認知症高齢者の場合とそうでない場合とでは指摘することが異なる。ここでは両者をあえて区別せずに論じ，とくにどちらかが問題となる場合にはその都度特記することにする。

1. 全般的な基本姿勢

(1)　患者の人権の遵守

　高齢者診療において最も基本的な態度は，外来や入院を含め老年精神科医療に救いを求めてくる人（以下，患者，英語でいえば，a patient とする）の人権を偏見や差別なく認めたうえで，患者の自由権と社会権との均衡を保つことが大事であることが強調されねばならない。

　患者の基本的自由と権利に関しては，1991年，国連総会で承認された「精神疾患を有する者の保護及びメンタルヘルスケアの改善のための諸原則（国連原則）」[1][5]の原則1に述べられていることに意がつくされている（表1）。かなり長文の文章であるが，高齢者診療における患者の人権とは何かを理解するためにも，ここに引用しておく。

第1章　高齢者診療の基本姿勢

表1　基本的自由と権利（国連原則1による）[1][5]

1. すべての人は，可能な最善のメンタルヘルスケアを受ける権利を有する。そのメンタルヘルスケアは保健及び社会ケアシステムの一部をなす。
2. 精神疾患を有する者，又は精神疾患を有する者として処遇を受ける者はすべて，人道的に，かつ，生まれながらにして持つ人間としての尊厳を尊重されつつ処遇される。
3. 精神疾患を有する者，又は精神疾患を有する者として処遇を受ける者はすべて，経済的，性的，及びその他の形態の搾取，身体的又はその他の虐待，並びに品位を傷つける処遇から保護される権利を有する。
4. 精神疾患を理由とする差別はあってはならない。「差別」とは，権利の平等な享受を無効又は毀損する効果を持つあらゆる区別，排除，又は選別を意味する。精神疾患を有する者の権利の保護，又は改善の確保を専らその目的とする特別な手段は，差別的と見なされてはならない。この諸原則の規定に従って採用され，精神疾患を有する者やその他の者の人権を守るために必要とされる区別，排除，又は選別は，差別に含まれない。
5. 精神疾患を有する者はすべて，世界人権宣言，経済的・社会的及び文化的諸権利に関する国際規約，市民的及び政治的権利に関する国際規約，障害者の権利宣言，並びにあらゆる形態の抑留又は拘禁の下にあるすべての者を保護するための原則など，関連する文書に認められているあらゆる市民的，政治的，経済的，社会的及び文化的権利を行使する権利を有する。
6. 精神疾患のために法的権利を欠くという決定，及び法的能力を欠くために個人的代理人が指名されるという決定はすべて，国内法が規定する独立かつ公平な裁定機関による公正な聴聞を経てなされる。能力の有無が問題とされている者は，弁護人によって代理される権利を有する。（以下，略）
7. 裁判所又は権限を有する他の裁定機関が，精神疾患を有する者が自己に関する諸事を管理する能力を欠くと判断する場合には，その者の状態に照らして必要かつ適切な範囲において，その者の利益の保護を保障する手段が講じられる。

(2)　インフォームド・コンセント

すべての医療に共通することであるが，高齢者診療においても，インフォームド・コンセント（IC）は診療の原点である。ICなしに高齢者診療は成り立たない。

上述した国連原則では，その原則11で，ICは以下のように定義される。

「患者の理解しうる方法と言語によって，以下の情報を，十分に，かつ患者に理解できるように伝達した後，患者の自由意志により，脅迫又は不当な誘

導なしに得られた同意をいう。a) 診断上の評価，b) 提案されている治療の目的，方法，予測される期間及び期待される効果，c) より侵襲性の少ない方法を含む他に考えられる治療法，d) 提案されている治療において考えられる苦痛，不快，危険及び副作用」。

この国連原則による定義は，精神科医療においてしばしば用いられるが，高齢者診療においても例外ではない。

なお，国連原則 11 は「治療への同意」に関する原則として謳われているが，治療への IC のみならず，患者に対するすべての介入においても妥当する IC であるとみなすべきであろう。

しかし，精神科医療においては，IC を確保できない状況に至ることも稀でない。たとえば，高齢者医療では，幻覚妄想が著しく病識がまったく欠如している場合，中等度から高度の認知症の場合等である。国連原則 11 では，「個人的代理人がいる場合，法によって権限を与えられた資格のある精神保健従事者が患者自身又は他の人に対する即時の又は切迫した危害を防ぐために必要だと判断した場合，不妊手術の場合，患者の健康上の必要性に適せず，患者の IC がない状況での重大な内科的治療又は外科的治療の場合，精神外科手術及び他の侵襲的かつ不可逆的治療の場合，臨床治験や実験的な治療の場合を除き，患者が非自発的患者であり，IC を与え若しくは拒絶する能力を欠き，独立機関が患者の健康上の必要に照らして最善の利益であると判断する場合には，患者の IC がなくても治療を実施することができる」と例外規定がなされている。

おそらく高齢者医療においては，一般の精神科医療におけるよりも，例外規定を適用せざるをえない患者が多いと推測される。あるいは一般精神科医療とは質を異にした状況がみられることが多いと思われる。しかし，そうだとしても，診療の基本姿勢として，患者からの IC を得るという努力を怠ってはならない。高齢者の精神科医療だからなおさらのこと患者から IC を得ることは不可能である，あるいは困難であると端から決め込んでしまい，IC のことに無関心になるという姿勢こそはまずは避けなければならない。その例

としてよくいわれることは，高度の認知症のため言葉や概念の理解能力が欠けていると思われる患者に対しても，なんらかの治療行為，あるいは検査行為を行うとき，その行為の内容の説明を行い理解や同意を求める行動を治療者がとらねばならないことである．

(3) パターナリズムと自己決定権

インフォームド・コンセントはまた患者の自己決定権による医療を貫くことでもある．自己決定権とは，患者が自らの意志で，他から与えられる医療行為を選択し，それを受容する権利をいう．あるいは，たとえば，2001年に提出されたWHOの，「The World Health Report 2001: New Understanding, New Hope」[6]で示されたこれからの行動のための10の提言のひとつにある「治療計画への患者自身や家族の参加」に含意されるところの「治療計画を患者とともに作り上げていく」という行動の背景にある思想が自己決定権であると定義してもよい．

現代において，インフォームド・コンセントと自己決定権なしに高齢者の診療を実施することはあってはならないと筆者は考える．

しかし，高齢者診療においては，インフォームド・コンセント同様自己決定権においても，例外規定が必要なことが多いかもしれない．自己決定権を重視する場合，患者は自己決定権を行使する能力をもっていることが大前提となるが，中等度から高度の認知症の場合，その能力すら欠いており，自己決定権を行使できないことがしばしばであるからである．

自己決定権を行使できない場合，代理人による代諾が必要となるが，しかし，本邦では，自己決定権に関する代諾の権限に関する法的根拠は存在しない．それは財産の管理能力を対象とする成年後見制度における代理人にあっても権限外の事柄とみなされている．

その場合，法的な根拠はないものの，医療側と患者本人，家族，友人による話し合いを通して，患者の自己決定権に関する合理的判断をする必要がある．おそらく病前の患者の思想や生き方などにかんがみ，もし何らかの自己

決定権を求められたときには，このような選択をするに違いないという意味での合理的判断である。

自己決定権に対比する姿勢として，医療側のパターナリズムがある。医療側は診断や治療に関わる専門家であるから，診断や治療に関する判断に関しては医療側の意見を取り入れなさいという「頭ごなし」の姿勢で，上意下達のように一方的に診断や治療方針を伝達する姿勢をパターナリズムと称する。しかし，医療の内容は専門家の領分であることは自明としても，それをわかりやすく患者や家族に説明し，それをもとにして，医療側の治療計画に賛成するのかどうか，それに参加するのかどうかはあくまでも患者・家族が決定することになる。その決定にまで，医療が干渉することは許されていない。したがって，従来の医療の中心にあった医療側の「頭ごなし」としてのパターナリズムは，現在では，患者の自己決定権を損なうものとして忌避される。

(4) 診療医に求められる倫理的要請

高齢者診療にたずさわる医師に求められる倫理的要請の核になるのは，上述した患者の人権の尊重とインフォームド・コンセント，および患者の自己決定権の重視であるが，それ以外でも，精神疾患を有することの判定，プライバシーの保持，権利の告知，精神保健施設における権利，入院の原則等，診療医に求められる倫理的要請は数多くある。その詳細は省き，ここでは，精神疾患を有することの判定に関する国連原則を例示するにとどめる(表2)。

筆者の私見としては，高齢者診療にたずさわる人たちが依拠すべき倫理規範としては，これまでにも再三触れてきた国連原則（1991）と精神科医療における倫理綱領（世界精神医学会で，専門家内部で自らの遵守項目として作られた綱領）の基本とされるハワイ宣言（1977）（表3）の2つが重要である。

少なくともこの2つの倫理的要請は，高齢者診療の基本姿勢として知っておくべきであろう。国連原則およびハワイ宣言は一般精神科医療では基本的な常識に属するが，高齢者診療にたずさわる医師は精神科医のみならず，老年科医，内科医，神経内科医など他の診療科の医師が多く，あえてここで取

表2　精神疾患を有することの判定（国連原則4）[1][5]

1. 精神疾患を有するという判定は，国際的に認められた医学的基準による。
2. 精神疾患を有するという判定は，政治的，経済的若しくは社会的地位，文化的，人種的若しくは宗教的集団に所属すること又は直接精神状態に関係しない他の何らかの事由に基づいてなされてはならない。
3. 家族若しくは職業上の葛藤又は所属する地域社会において支配的な道徳的，社会的，文化的，政治的価値観若しくは宗教的信条との不一致は，精神疾患を診断する際の決定要因とされてはならない。
4. 患者として過去に治療を受け，又は入院したことは，そのこと自体で，その者が現在又は将来，精神疾患を有するといういかなる判断も正当化するものではない。
5. 何人も，又はいかなる公的機関も，精神疾患又は精神疾患の結果生じた事柄に直接関連する目的以外で，人を精神疾患を有する者として類別し，あるいはその者が精神疾患を有することを指摘するものではない。

表3　ハワイ宣言（綱領）(1977) における各項目の趣旨 [2]

1. 科学的・倫理的原則に従った患者の最大利益への奉仕
2. 患者に対する最善の治療の提供
3. 相互の信頼，協力，責任性に基づいた患者・医師関係
4. 患者に対する十分な説明義務
5. 患者の意思に反した治療の否定
6. 強制治療や拘束を行う場合，独立した中立の機関が必要
7. 精神医学の悪用の厳禁
8. 患者に関することの守秘義務
9. 精神医学の啓発運動や臨床研究への同意に基づく参加
10. 治療・教育・研究への協力拒否の自由

り上げた。

（5）多職種によるチーム医療であること

　一般の精神科医療と同じく，高齢者診療においても，その基本的なスキームとして，多職種によるチーム医療にもとづくという基本姿勢が必要である。医師や看護師のみで医療が完結するという思想は今やアナクロニズムとなり，これから，医師，看護師に加えて，心理士，作業療法士，ケースワーカー，薬剤師，栄養士等はいうまでもなく，医療チーム以外の福祉や保健関連機関

との共同作業なしには，高齢者医療は進まない。とくに，認知症患者の治療やケアにおいて，居住する環境や家族調整，地域の協力，生活補助等が必須であることを考えれば，あるいは介護保険の状況にかんがみれば，多職種によるチーム医療が基本であるという理念が理解されるだろう。

多職種によるチーム医療のあり方は，精神疾患の種類，患者の置かれた状況等によって，多様多彩の様子を呈すると思われ，それはまったく個別的な事柄に属するが，少なくとも医師と看護師のみによる高齢者診療はまったくありえないことであるという認識を医療者はもつべきであろう。

(6) Bio-psycho-social model（身体心理社会モデル）への回帰

21世紀の精神医学では医学モデル（medical model）が隆盛である。精神疾患は脳の病気で，一般科疾患と同様に，身体的病因と病態，場合によっては遺伝が関与し，それにもとづく症状と検査所見があり，薬物療法が治療の中心で，同一の疾患であれば同一の経過を辿る，というのが医学モデルの基本的な考え方で，現在，精神疾患の多くがこの医学モデルによって理解されるようになっている。

しかし，これまでは，とくに1980年のDSM-III診断基準が提唱されるまでは，精神疾患は，身体心理社会モデル（bio-psycho-social model）によって説明されるのが一般であった。そのモデルは，おそらく20世紀前半のアメリカ精神医学の指導者であったMeyer Aの精神生物学（psychobiology）にまで遡ることができるであろう。このモデルでの基本的な考え方は，精神疾患は，脳の病変要因だけでなく，患者の素質や素因，身体的要因，心理的要因，患者の置かれた家族や地域などの社会的要因などが複雑に絡み合って，それらの総合的な結果として患者が発症するに至るという思想である。

Meyerは，精神疾患を疾患単位として見なすのでなく，環境に対する個体の反応の違いによって，種々のタイプの精神症状が出現するという意味で，「反応型」という概念を提唱した。「統合失調症型反応」とか「うつ病型反応」という理解である。この根底には，精神疾患は身体心理社会モデルとして捉

えるという思想がある（なお，Meyerは，somaという用語を用いず，その代わりにbioという言葉を使った。つまり，bioは身体という意味である。ここでは，その意味を含めて，bio-psycho-socialを身体心理社会と訳すことにした）。

高齢者の精神疾患においては，老年期の幻覚妄想が，他の疾患に比して，より以上に身体心理社会モデルが適用されるべきであることを筆者は強調したことがあるが[3]，この理念は老年期の幻覚妄想のみならず，すべての高齢者にみる精神疾患に当てはまることであると信じている。

(7) 治療的ニヒリズムの破棄

アルツハイマー型認知症の治療では，現在のところ日本では，アセチルコリン分解酵素阻害薬であるドネペジルのみが承認されている（2011年3月に，ガランタミン，メマンチン，リバスチグミンの3つの抗認知症薬が認可された）。しかし，これらの薬剤をもってしても，アルツハイマー型認知症にみる認知症症状を長期的に改善させることは困難で，効果としては一時的に認知症の進行を抑えるに過ぎない。アルツハイマー型認知症の病態の解明に応じて，将来的には，アミロイド蛋白への免疫療法を含めてアミロイド蛋白の生成や分解，凝集や排除に絡んだ治療法，あるいは神経細胞内のタウ蛋白に関連した治療法が開発されることがかなり現実的なものとしてプランに乗っているとしても，現状では，アルツハイマー型認知症の完全な改善効果をもつ薬剤は存在しない。この状況から，往々にして，アルツハイマー型認知症は治療しえないという一種の治療的ニヒリズムが生れてくる。

しかし，医学史の常識でもあるが，19世紀のウィーン医学での時代思潮でもあった「治療的ニヒリズム」からその後何も生産的なことが生れなかったという事実が示すように，ある疾患を改善させる薬物療法が存在しないからといって治療を諦めて疾患の経過のままに見過ごすのか，それでもなお非薬物療法を含めてあらゆる可能性を信じて治療に取り組むのかによって，患者の症状や経過が大きく異なってくることはしばしば指摘されることである。医療側に治療的ニヒリズムが支配的となったときに，医療は崩壊していくと

いうのが筆者の持論であるが，とりわけ高齢者診療において，患者のもつ何らかの回復可能性を信じ，治療的ニヒリズムを放棄し，治療に当たるべきであると考えている。

2. 実際の診療の場における基本姿勢

以下，具体的な場面における状況での基本姿勢について述べる。

(1) 病識のない患者の受診行動への対応

受診を拒否した病識のない認知症の患者を診療に至る際，しばしば同伴者から，「本人には精神科受診とはいっていず，身体検査だということで連れてきた」，「家族の診察に付き添うということで連れてきた」など，いわゆる「騙して受診」させるということが稀でない。このような事態は，高齢者診療だけでなく，精神科診療でもしばしば経験することであるが，受診を拒否する患者を放置するわけにいかず，精神疾患の場合，そのようなある種の「騙し」が必要になることはやむをえないことであろう。しかし，ひとたび病院にきて診察をする際には，医療者として，受診に至った事情や状況について説明をし，診療を受けることのインフォームド・コンセントをとる必要がある。その説明の仕方，話し方などの影響で，患者が憤然となって拒診することもあれば，患者が納得して診療を受け入れることもある。単に説明する言葉だけのことでなくその背後にある医療の誠実性が問われることになる。「騙して受診」を診療後まで持ち越すことは厳に慎むべきことであろう。

(2) 「患者の声や心を聴く」ことの大事さ

精神科診療における診察の基本は患者の言葉に耳を傾けること，患者の心を聴くことにある。聴くのは，もちろん発せられた患者の声がほとんどであるが，単に物理的な声だけでなく，言葉に出せない心の中の声も含まれる。患者が何を訴えようとしているのか，何を伝えようとしているのか，それを

発せられた言葉のみならず，表情，姿態，態度，身体などを通して，聴く必要がある。

「患者の声や心を聴く」という姿勢は，医師の医療への姿勢の反映でもある。医療に対して誠実に対応する医師をみていると，ほとんどの人が「聴く」姿勢をもっている。

高齢者診療においても，まったく同じである。いや，高齢者診療においてはなおさらそうであると強調しておきたい。

このような「患者の声や心を聴く」という構えは，インフォームド・コンセントを得るための基本であり，パターナリズムの対極にあるものとみなすことができる。

医師が高齢者を診察している場面に遭遇することがあるが，時折，患者のひとこと，ふたことを聞くだけで，医師が自分の考えを一方的にしゃべりまくるという光景に出会わすことがある。患者の言葉や心に耳を傾ける，耳を澄ますことができないのである。そのような医師にかぎって，医師こそは万能であるというパターナリズムを示す。パターナリズムの典型では，「患者の声や心を聴く」という姿勢がみられない。

(3) 診察時の言葉遣い，「人生経験豊かな患者」

「患者の心を聴く」ことのできない医師は，往々にして，診察時の言葉遣いもひどい。診察時のみならず普段でも問題の多い性格かもしれないが，一方的に自説を述べ立て，患者に同意を押し付けるタイプの人に言葉遣いに問題があることが多い。

ここでいう言葉遣いとは，高齢者診療においては患者の多くは診察医よりも年輩で，たとえ，幻覚妄想といった精神病様状態，あるいは認知症を呈していたとしても，人生経験からいえばはるかに豊かであり，そのような患者のこれまでの長い人生にまったく敬意を表しないような言葉を発したり，態度を示したりすることを指している。

認知症患者の診察で必ずといっていいほど行われる簡易型の知能検査（長

谷川式やMMSEなど)，あるいはそれに類似した検査で，普段なら小学生や幼稚園生にでも尋ねるようなことを質問することがある。100−7は？という問いを例にしても，それをいきなり質問するのではなく，通常は，なにげなく普通の会話のなかに含めて問うたり，あるいは，「こんな子どもに聞くようなことを質問して申し訳ありませんが」といった釈明をしてから100−7と質問することが多いが，そのようなことのできない医師は，上記のような意味での言葉遣いの訓練ができていないということにもなる。

単に，知能テストのような項目だけでなく，現病歴を聴取する際でも，一般社会では非常識とされるような問い方をせざるをえない場合，その理由を明らかにして，質問するのが望ましい。これは前項同様に，インフォームド・コンセント，パターナリズムと関わる事柄であるからである。

当初の診察のみならず，その後の経過のなかで，治療方針，生活指導等を患者や家族に説明する際にも，言葉遣いが非常に大事である。「若い医師に説教されたよ」と苦々しく漏らす患者や家族の声を聞くことが多いが，医師が一方的に何かを指示する，あるいは教訓を垂れるという姿勢は「人生経験豊かな患者」であるという患者への敬意の欠如に由来するのであろう。

(4) 診察時の目線

外来での高齢者診療では，医師も患者も同じ椅子に座っているので，それぞれの目線は同じレベルにあるので問題はないが，入院時における高齢者診療の場合，患者が寝ていることが多い。その場合のベッドサイドでの診療であるが，医師は，ベッドに伏している患者を見下ろすのではなく，ベッドの脇で中腰になって，あるいは座り込むような姿勢で，患者と同じ高さの目線になって診察をする，また会話をすることが必要であろう。医師と患者が対等に話し合えるというのは，単に精神的，心理的のものだけでなく，診察場面のあり方にも深くかかわっている。それは，「患者の声や心を聴く」こと，「言葉遣い」にも通じることで，そうであれば，診察時の医師の身体的姿勢といったある意味では些細なことも診察の基本的なことに属するといえる。

医師の身体的姿勢といえば、外来診察では問題ないとしたが、目線に関してはそうであっても、たとえば、傲然と足を組んで診察をしたり、患者と相対せずに、カルテの記述ばかりに集中するような医師の態度は高齢者の患者に忌み嫌われるものである。そのような態度によって、医師・患者間の信頼関係が一挙に崩れることもしばしば経験されることである。

ちなみに、目線のことでいえば、筆者は、松沢病院の若い医師の姿が目に浮かぶ。院長回診をしていたとき、ある若い医師がベッドサイドで膝を床につけるようにしてかがみこみながら、診察をしている風景に出合うことがあった。付き添っていた看護部長は、あの先生の態度を学ばなければならないとしきりに感心していた。その医師がそのような診察の仕方をどこで学んだのかは知らないが、それが医学教育のなかであったとすれば、現代の医学教育では診察の基本姿勢についても深く教えているのかと共感したことであった。

なお、外来診療の場における椅子のことを最初に述べたが、高齢者診療の基本姿勢とは直接の関連はないものの、病院の備品や設備が高齢者診療にも影響することについて付言しておきたい。たとえば、外来診察室での医師の座る椅子と患者のそれとの品質が極端に異なる病院をみることがある。患者や家族の座る椅子が医師のそれよりも上等であるというのならわかるが、それとは反対にある種の差別をつけるということはこれからの病院では望ましいことではないだろう（身体的診察の必要性から、患者の椅子は単純なものがいいというのは当然だが）。椅子は単なるひとつの例であるが、病院における設備や備品が高齢者にとってふさわしいものであるのかどうか、医師の高齢者診療の基本姿勢にも影響することを指摘しておく。

(5) 神経学的検査，神経心理学的検査

最近の精神科医は、医学教育のせいか、あるいは専門科が多様に分かれているためなのか、神経学的検査は神経内科医に任せるということなのか、自ら神経学的検査を行わないことが多いという[4]。

精神医学と神経学の分離という現象は学問的には必然とはいえ，臨床場面での両者の分離は嘆かわしいと筆者は考えているが，高齢者診療にたずさわる精神科医は，少なくとも，ハンマーや筆や針をもって神経学的検査を行うという習慣は身につける必要がある。とくに，高齢者診療においては，純粋に精神病状態のようにみえても，脳の加齢による変化という視点はつねに抱き，神経学的症状や徴候を見逃すことのないように，初診時には必ず神経学的検査を実施する必要がある。

また，認知症患者の診察では，神経学的検査のほかに，故田邉敬貴教授も強調しているように[4]，失語，失行，失認の存在を検出するために，言語や行為，認識に関する検査を行うことが必須である。詳細な検査については専門家の関与が必要であるとしても，MMSEでみるより詳細な失語，失行，失認の検査をルーチンに行うことが望まれる。そのためにどのような検査を行うのか，医師それぞれが自らのフォーマットを決めておくと便利である。

(6) 身体機能への関心

高齢者の精神疾患における身体心理社会モデルについては上述したが，筆者が強調するその立場からいっても，高齢者の精神疾患患者を診療する場合，脳の機能や心理的な要因のみならず，身体的状況について必ずチェックをしなければならない。身体機能の低下，あるいは身体疾患によって精神症状を呈することがあるとともに，純粋に脳の病気，あるいは心理的な病気であっても，それによって身体的状況が著しく影響を受けることはよく知られている。

とくに，認知症の場合，血管性認知症では全身の血管障害が存在することが必然であることから当然だとして，アルツハイマー型認知症においても，高血圧，糖尿病，心臓疾患，甲状腺機能低下などを伴うことが多く，そのこと自体がもともとの精神疾患の症状や経過を修飾する一方，治療やケアにも影響を及ぼしてくる。

高齢者精神疾患の身体心理社会モデルとは別に，高齢者精神疾患患者には

身体疾患が合併しやすいこともつねに留意しておかねばならない。認知症病棟や老健施設，福祉施設等での高齢者を診ていると，ほとんどの人が何らかの身体疾患を抱え，そのための身体的検査や治療が必要であることは，実地にたずさわっている人が共通して感じていることである。

したがって，高齢者診療にあたって，とくに初診時，身体的理学検査，血液や生化学的臨床検体検査などは必ず実施する必要があり，場合によっては，心電図やエコー検査なども指示し，もし，そこで何らかの異常が見出された場合，専門家に相談するというシステムを作っておかねばならないだろう。

(7) 脳画像検査の重要性

精神科医は患者との面接による診察を重視し，関連した検査を怠ることが多い。身体的状況への関心から身体機能に関する検査を行う必要があることは前述した通りであるが，精神機能に関しても，知能検査，記憶機能検査，神経心理学的検査などの心理学的検査に加えて，髄液検査，脳波検査なども積極的に行う姿勢が要請される。

とりわけ重要なのは脳画像検査である。認知症，あるいは認知症を疑うような患者ではCT，MRIの脳構造画像，またSPECTの脳機能画像の検査は必須であるという考え方をもつ必要がある。場合によってはPET検査も必要となる。脳構造画像でいえば，とくにMRI関連の脳画像検査は必須である。認知症関連のみでなく，それ以外の機能性精神疾患の場合でも脳画像検査を行う必要がある。高齢者診療でうつ病や幻覚妄想など機能性精神疾患と診断される症例で脳や身体に異常を伴うことは少なくなく，場合によっては，それらの器質的変化が臨床的なうつ病や幻覚妄想の背景にある可能性があるからである。

ただ，これらの検査がすべての病院や診療所，施設で実施できるわけではない。しかし，またこれらの検査設備をもった病院や専門センターが最近では稀ではなくなった。近隣にあるそのような専門施設との連携で，画像検査を行うことは比較的容易であると思われる。

(8) 病名の告知，治療の可否

　高齢者診療では，対象である高齢の患者のインフォームド・コンセントをとるために診断名，経過，予後，治療法などを説明し，理解と同意を求める必要があるが，なかでも病名告知は重要である．認知症など治療法が限られ，予後や転帰が悪い場合にはとくに病名告知は大きな意味をもつ．

　基本的には，数回の診察を経，種々の検査を行い，ある程度の患者・家族と医師との信頼関係ができ，診断について医師がほぼ確信をもつようになり，しかも，その後のフォローアップ体制が確立してから，患者本人と家族に病名の告知をするのが通常である．それもあくまでも臨床診断であって，確定診断ではないことを付け加える必要がある．

　とくに認知症の場合，現在ではその進行を完全に抑えることは不可能であり，長期的にみれば予後不良ということになるので，病名告知は場合によっては一種の死刑宣告にも匹敵することを医師側は認識しておかねばならないだろう．

　しかし，たとえば，アルツハイマー型認知症の場合，医学的にいえば認知症を完全に改善させる治療法が存在しないといっても，その医学的常識をそのままの形で患者や家族に伝えることは必ずしも勧められることではない．筆者は，「これまでの経過，現在の精神症状，画像などの諸検査などからすればアルツハイマー型認知症の可能性が高く，この疾患に関してはごく限られた治療法しかないが，しかし，近い将来，認知症に効果のある薬物が開発される可能性はないわけでなく，またしばしばアルツハイマー型認知症は一時的に進行がとまることもあり，ごく稀には軽快することもあるので，治療については絶対にあきらめてはならない」，ということをつねに説明に加えることにしている．治療的ニヒリズムという医療の姿勢には筆者は批判的であるからである．

　しばしば経験することだが，ある医師に診察してもらったところ，アルツハイマー型認知症といわれ，この病気には現在のところ治療法がないので，ただケアを中心として経過をみていくほかはないといわれ，患者も家族も絶

望しているという相談を受けることがある．確かに，医学的にいえば，その医師のいうとおりであるかもしれないが，患者や家族に治療への期待や希望をもたせるためには，治療的なニヒリズムに陥らないような，説明の仕方，告知の仕方があるのではないかと思われる．非医学的であってもより医療的であるという状況は，とくに高齢者診療においてしばしばみられることではないだろうか．

(9) 家族へのインフォームド・コンセントと医療への参加

これまでの記述のなかにもしばしば触れてきたが，病名や治療法を含めた家族へのインフォームド・コンセントは，長期にわたる高齢者診療への家族の参加を促進することを意味する．換言すれば，家族の協力や参加なしに，高齢者診療は成り立たないといってもよい．初診時はもちろんのこと再診時においても，患者のみならず，家族の参加が望まれる．家族との繋がりは，患者の家庭内での状況に関する情報にとって必要という側面があるが，単にそこでの観察という意味だけでなく，高齢者の精神疾患の治療には家族が参加することの必要性を強調する意味でも大事なことである．

おわりに

「高齢者診療の基本姿勢」について，筆者の経験から思いついたことを述べた．しかも，ごく常識的な，高齢者診療にたずさわる医師ならだれでも抱きそうなことを述べたにすぎない．

しかし，ここで強調したかったことは次のようなことである．つまり，高齢者診療にとって本質的に重要であること，つまり高齢者診療の基本姿勢のさらに奥深い根幹にあるのは，診療において，ひとりの人間としての患者のそれまでの人生を医師，あるいは広く医療側がどのように理解・共感しているのか，あるいは理解・共感しようとしているのかが問われており，医師や医療がそれにどう応えようとしているのか，いうなれば，医師による診療と

はその対応のひとつのプロセスであるという認識に尽きるのではないかということである。

そうであれば，高齢者診療の基本にあるのは医師としての存在のあり方であるということにもなる。

文　献

（1）柄澤昭秀：老年精神医学・医療と倫理．中根允文，松下正明編：臨床精神医学講座S12　精神医学・医療における倫理とインフォームド・コンセント．東京：中山書店，2000，pp187-204．
（2）松下正明：精神医学の悪用．中根允文，松下正明編：臨床精神医学講座S12　精神医学・医療における倫理とインフォームド・コンセント．東京：中山書店，2000，pp39-52．
（3）松下正明：老年期の幻覚妄想をめぐって．松下正明総編集：新世紀の精神科医療　第3巻　老年期の幻覚妄想——老年期精神科疾患の治療論．東京：中山書店，2005，pp 59-75．
（4）松下正明，田邉敬貴：ピック病——ふたりのアウグスト．東京：医学書院，2008．
（5）斎藤正彦：精神疾患を有する者の保護及びメンタルヘルスケアの改善のための諸原則．日精病協誌7：611-620，1992．
（6）WHO: The World Health Report 2001: New Understanding, New Hope. Geneve: WHO, 2001.

第 II 部　認知症とは何か

第2章　認知症の概念・定義

はじめに

　診断基準と定義とは同じではない。もちろん両者には密接な関連があることはいうまでもないが，概念的にいえば，診断基準と定義とは異なる次元の話である。しかし，認知症の場合，両者が混同されて用いられることが少なくない。診断基準をもって認知症の定義とすることがしばしばである。その理由のひとつには現今操作的診断基準が流行していることが挙げられる。つまり，診断基準を満たせば認知症と操作的に診断し，したがって，認知症とはそれらの診断基準を満たす状態のことをいうと定義される。このように両者が混同されるのは，操作的診断基準が採用されることになって以来である。後述するが，操作的診断を主としているDSM-IV-TRでは，診断基準と定義とが混乱し，操作的診断に距離をおいているICD-10では，両者を区別していることからも，そのことは理解できることである。

1. DSM分類による診断基準と認知症の定義

　アメリカ精神医学会によるDSM-III-R (1987) では，認知症全般の診断基準を提唱し，DSM-IV (1994) では認知症一般の診断基準を設けることは放棄し，アルツハイマー型認知症，血管性認知症などのように，疾患別にその認知症の診断基準をたてることを方針としている。

　周知のように，症候学的側面に限れば，DSM-III-Rでの認知症の診断基準として，

1) 記憶障害（新しい情報を学習したり，以前に学習した情報を想起する能力の障害），
2) 以下の認知障害のうち1つ以上，
   (a) 失語（言語の障害），
   (b) 失行（運動機能が損なわれていないにもかかわらず動作を遂行する能力の障害），
   (c) 失認（感覚機能が損なわれていないにもかかわらず対象を認識または同定できないこと），
   (d) 実行機能（計画をたてる，組織化する，順序立てる，抽象化する）の障害，

を挙げ，認知症と診断するには，この1）と2）が2つとも満たされなければならないとする。

　症候学的立場からみると，個別の認知症性疾患ごとに記載されるDSM-IVにおける診断基準は，DSM-III-Rにおけるそれとまったく同じである。したがって，アルツハイマー型認知症，血管性認知症，ピック型認知症などを含んだ他の一般身体疾患による認知症の診断基準にみる症候学的特徴もまたすべて同じ記述で表現されることになる。つまり，アルツハイマー型認知症，血管性認知症，ピック型認知症などの症候学的特徴が同一と見なされることになる。

　たとえば，アルツハイマー型認知症の診断基準は，DSM-III-Rにおける認知症全般のそれと同様に，上記の1），2）がそのまま記述される。さらに，ピック型認知症は，他の一般身体疾患による認知症として分類され，その診断基準は，これまた，上記の1），2）がそのまま援用されている。DSM-IV-TRでは，ここで取り上げられていない疾患に関しては，ICD-9-CMにおける疾患を取り上げ，それをIII軸に記載するように指示されており，ICD-9-CM中におけるピック型認知症の診断基準が援用されることになっているが，それでも，上記の1），2）がI軸で記載されることは指示される。

　この見方が実際の臨床とまったくかけ離れていることは後述する（36頁以

下)通りである。

このように,DSM-IVにおける認知症の診断基準はそれぞれの疾患における診断基準としてもまたそれぞれの認知症の理解にとってもまったく用をなさず,DSM分類による疾患別の認知症の診断基準や定義は受け入れ難いが,認知症一般としての診断基準と定義はそれなりの思想にもとづいているとしてよいであろう。

2. 従来の認知症定義[5]

従来の認知症の定義をみると,特定の精神機能が侵されることを強調する定義と,精神機能全般が障害されることを強調する定義の2つのタイプがみられる。

(1) 特定の精神機能の障害を強調する定義

Jaspers K(1913, 1948)[1]は,認知症は知能の障害であるとする。知能とは,「一切の天賦,生活課題に適応するために何らかの作業に用いられ,かつ合目的的に利用されるあらゆる道具」のことをいい,その中心にあるのは,判断力,思考能力,本質を感づく勘,諸見地や理念をつかむ能力,自発性・主動性であるとする。知能の予備条件として,記銘力,記憶力,疲労度,運動現象,言語装置などがあり,認知症では知能障害とともにそれらの予備条件も損なわれるとした。そして,知能は知識や賦質から区別されねばならないと述べている。

Kaplan HI & Sadock BJ(2005)の教科書[7]でも,認知症の基本は知能の障害であるとする。「認知症は,明瞭な意識状態のなかで生じる認知機能の進行性障害で,慢性で広汎な機能障害を示す種々の症状が出現する。知能の全般的な障害が基本で,それは記憶・注意力・思考・了解の障害として現れる。他の障害される機能として,気分・人格・社会的行動がある」。

Schneider K(1962)[8]は,認知症の基本は,判断力の障害であり,それに

記憶と了解の障害を伴うことが重要であるとした。しかし，一方で，記憶障害のみが目立つ状態は認知症とすべきでないとしている。

先に記したDSM-III-R（1987）の診断基準によれば，認知症は，記憶障害を主とし，それに失語，失行，失認，実行機能障害のいずれかを伴う状態のことをいうとされる。

以上の4つが，知能，判断力，記憶の特定の精神機能の障害が認知症の基本とした定義の代表的なものである。

なお，Kaplan & Sadockの教科書では，上記の認知症の定義を述べたあとに，「それにもかかわらず，記憶障害と少なくともひとつのそれ以外の認知障害がなければ認知症の診断はなされるべきではない」と，DSM-III-Rにおける診断基準を持ち出している。ここでは，定義と診断とは別個のものとして記述されていることに注目しておく必要がある。

(2) 精神機能全般が障害されることを強調する定義

認知症を，知能，判断，記憶などの特定の障害として位置づけず，精神機能，あるいは認知機能全般の障害と見なすという考え方は，精神医学の世界ではもっとも標準的なものである。

Kraepelin E（1909）[2]は，『精神医学教科書 第8版』で，「認知症は，記憶障害，判断力低下，思考の貧困，情意の荒廃，思考・行為の独立性の喪失がみられる状態のすべてをまとめて表現する用語である」とする。

おそらく，その後の20世紀の精神医学における認知症の定義はKraepelinの影響を強く受けていると思われるが，ICD-10では[10]，認知症の全般的記述として，「脳疾患による症候群であり，通常は慢性あるいは進行性で，記憶，思考，見当識，理解，計算，学習能力，言語，判断を含む多数の高次皮質機能障害を示す。意識の混濁はない。通常，情動の統制，社会行動あるいは動機づけの低下を伴う」とされ，さらに，「認知症では，知的機能の明らかな低下がみられるが，通常，たとえば洗面，着衣，摂食，整容，排泄，身じたくといった日常生活の個人的活動にも何らかの問題が起こる」と指摘されてい

る。

　認知症では全般的な精神機能が障害されることを強調するタイプの現代的な定義としては ICD-10 におけるそれを代表的なものとしてよい。

　なお，Oxford Handbook of Psychiatry [9] では，認知症は，「進行性で，通常は回復不能な，全般的な認知障害によって特徴づけられる症候群で，最初に出現する症状は記憶障害で，引き続いて，失語，失行，失認，実行機能障害と人格崩壊が現れる」と定義されている。全般的な認知障害という点では ICD-10 の流れを汲んでいるが，記憶障害以降の指摘に関しては DSM-III-R の診断基準を継承していることは明らかである。

3. ピック型認知症や皮質下性認知症の理解

　認知症の定義は認知症に含まれるすべての疾患にあてはまらなければならない。筆者は，認知症をひとつのスペクトラムとしてみると，一方の極にアルツハイマー型認知症があり，他方の極にピック型認知症があり，その中間では，アルツハイマー型認知症極寄りに血管性認知症があり，ピック型認知症極寄りに皮質下性認知症（神経変性疾患に伴う認知症），中央にレビー小体型認知症が位置すると考えている（図1）。

　このスペクトラムにもとづけば，アルツハイマー型認知症からピック型認

| アルツハイマー型認知症 | 血管性認知症 | レビー小体型認知症 | 皮質下性認知症 | ピック型認知症 |

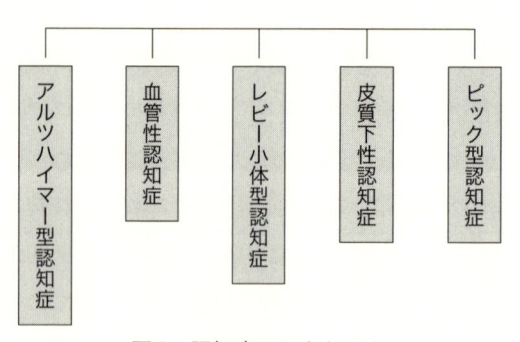

図1　認知症スペクトラム

表1 ピック型認知症の分類

ピック型認知症（＝前頭側頭葉変性症）
   1. 前頭葉優位型（前頭側頭型認知症）
   2. 側頭葉優位型（語義失語症，意味性認知症）
   3. 前駆状態（進行性非流暢性失語症）
   4. その他

知症に至るまでのすべての認知症を含めた認知症定義，あるいは認知症理解が要請されることになる。

周知のように，ICD-10では，ピック型認知症は，「緩徐に進行する性格の変化と社会的機能の低下によって特徴づけられる進行性の認知症である。中年期（通常50歳から60歳の間）に始まり，無感情，多幸症，時には錐体外路症状を伴い，知能，記憶，言語機能の障害へといたる。社会的および行動上の徴候はしばしば記憶障害が明白になる前に認められる」[10]とされ，診断ガイドラインとして，「a）進行性の認知症，b）前頭葉症状が優勢なこと，すなわち，多幸，感情鈍麻，社会行動の粗雑化，抑制欠如と無感情か落ち着きのなさ，c）行動的徴候は一般に明白な記憶障害に先行する。アルツハイマー型認知症と異なり，前頭葉症状は側頭葉，頭頂葉症状よりも顕著である」[10]とされている。

筆者は，ピック型認知症を表1のように分類している[4]。ピック型認知症は古くから前頭葉優位型と側頭葉優位型に大別され，それぞれの臨床症状に特徴的な差異があることが指摘されてきたが，従来の前頭葉優位型が最近提唱されている前頭側頭型認知症に，側頭葉優位型が語義失語症と同一のものであるということを踏まえ，さらに，1996年，ピック型認知症全体がSnowden JSらによって提唱された前頭側頭葉変性症とほぼ同一のものであることを加味して作った表である。

前頭葉優位型である前頭側頭型認知症を，Neary Dらは[6]，発症時から全経過中，性格変化と社会行動の障害が主要な症状で，知覚・空間スキル・行為・記憶の道具的機能は正常ないし比較的よく保たれているのが臨床的特徴であるとした。そして，診断上の中核的特徴として，緩徐な発症とゆっくりした

進行,早期からみられる社会的人間関係の障害・個人的な行動の調整障害・情動鈍麻・病識の欠如を挙げている。また,側頭葉優位型である語義失語症では,意味性障害(語義や事物の意味の理解障害)が初期から著明に現れるが,自伝的記憶を含めたその他の認知機能は正常か,比較的よく保たれるのが臨床的特徴とし,診断上の中核的な特徴として,緩徐な発症とゆっくりした進行とともに,進行性・流暢性・空虚な自発性言語,語義の喪失,意味的な錯誤などからなる言語障害,顔貌失認・物体失認などがみられることを指摘している。

つまり,ICD-10で指摘されたピック型認知症における性格変化や社会行動の異常,あるいはNearyらが指摘するような前頭葉優位型での社会的人間関係の障害,個人的な行動の調整障害,情動鈍麻,あるいは側頭葉優位型でみる意味性障害,語義喪失,物体の意義理解障害,自発言語の障害,顔貌失認などをすべて包含しうるような認知症の定義が要請されるのである。

あるいは,筆者はかつて,皮質下性認知症の特徴として,あるいはハンチントン病,進行性核上麻痺,ウィルソン病,歯状核赤核淡蒼球ルイ体萎縮症,パーキンソン病などの神経変性疾患に伴う認知症の特徴として,思考過程の緩慢化,人格障害(意欲減退,抑制欠如),性格変化(幼稚化現象),感情障害(無感動,易怒),注意力障害,判断力低下を挙げたが[3],皮質下性認知症にみられる思考過程の緩慢化や人格障害,性格変化などを包含するような認知症の定義が要請されることになる。

おわりに

認知症の定義は,すべての認知症とされる疾患を含めたものでなければならない。その観点からいえば,アルツハイマー型認知症のそれを中心として記述されているDSM-IV-TRにみる認知症の診断基準・定義はきわめて不十分である。その理由は,DSM-IV-TRにみる認知症の診断基準・定義では,ピック型認知症や皮質下性認知症の臨床を説明することができないからである。

認知症スペクトラムのすべてに妥当する認知症の定義としては，ICD-10にみる定義と診断ガイドラインの方がはるかに実際の症例にあてはまっている。しかし，ICD-10の定義でも，社会行動の異常，抑制欠如，人格変化，思考の緩慢化，語義失語，顔貌失認など，前頭葉，側頭葉後部，頭頂葉，皮質下核などに起因する認知症のすべてを捉えることは非常に難しい。

これからの問題としては，アルツハイマー型認知症は当然として，さらに，臨床的な症候論を基本にして，ピック型認知症や皮質下性認知症にも適用できるような認知症の定義がなされなければならない。

文　献

（1）Jaspers K: Allgemeine Psychopathologie. Berlin: Springer, 1913.
　　Jaspers K: Allgemeine Psychopathologie, 5 Aufl. Berlin: Springer, 1948.
（2）Kraepelin K: Psychiatrie. Ein Lehrbuch für Studierende und Ärzte. I Band, 8 Aulf. Leipzig: Johann Ambrosius Barth, 1909.
（3）松下正明：皮質下痴呆――その意義と問題点．神経内科 24:1-8, 1986.
（4）松下正明，田邉敬貴：ピック病――二人のアウグスト．東京：医学書院，2008.
（5）松下正明：認知症の歴史的背景と定義．浦上克哉編，大内尉義監修：老年医学の基礎と臨床Ⅱ　認知症学とマネジメント．東京：ワールドプランニング，2009, pp 3-11.
（6）Neary D, Snowden JS, Gustafson L, et al.: Frontotemporal lobar degeneration: a consensus on clinical diagnostic criteria. Neurology 51:1546-1554, 1998.
（7）Neugroschl JA, Kolevzon A, Samuels S, Marin DB: Dementia. In: Sadock BJ, Sadock VA (eds): Kaplan & Sadock's Comprehensive Textbook of Psychiatry. Eighth ed. Philadelphia: Lippincott Williams & Wilkins, 2005.
（8）Schneider K: Klinische Psychopathologie. 6 Aufl. Stuttgart: Georg Thieme, 1962.
（9）Semple D, Smyth R, Burns J, Darjee R, McIntosh A: Dementia. In: Oxford Handbook of Psychiatry, Oxford: Oxford University Press, 2005.
（10）WHO: The ICD-10 Classification of Mental and Behavioural Disorders: Clinical descriptions and diagnostic guidelines. Geneve: WHO, 1992.（融道男，中根允文，小見山実，岡崎祐士，大久保善朗監訳：ICD-10　精神および行動の障害――臨床記述と診断ガイドライン，新訂版．東京：医学書院，1993.）

第3章　皮質性認知症と皮質下性認知症
——高齢者にみる認知症の分類をめぐって——

はじめに——問題意識——

　認知症は，「知的機能の後天的な障害」と定義されることがある。しかし，では知的機能とは何か，という議論は歴史的にも多くの提案と論争を引き起こし，いまだにその明確な定義がなされるに至っていない[14]。ひとまずごく practical な立場から，知的機能を認知機能（古い知識の取り扱い），記憶（新しい知識の学習と古い記憶の想起），視空間機能（構成や地誌的能力），コミュニケーション能力（発語と言語），性格（行動）の5つの機能の総合したものとみなし，認知症とはこれらの機能の3つ以上の項目が障害される状態と定義されることもある[2][8]。1つの機能のみの障害は，たとえば健忘症であり，失語症や失認症であり，それぞれ認知症とは区別して考えられるという事情が3つ以上の機能の障害という条件の裏にこめられている。
　高齢者の認知症においても，上記の5つの機能の障害が種々の程度と色合いをもってともに出現するということにかわりはない。というよりは，高齢期（以下，いわゆる50歳ころより64歳までの初老期をも含めた意味で使う）では，それまでの長い人生にあってそれらの知的機能は揺るぎなく確立しているだけに，その崩壊のありようは必ずしも一様ではない。高齢期以外の認知症に比べて，機能崩壊の姿ははるかに複雑多岐にわたるという経験を筆者はもつ。上記の5つの機能のそれぞれの障害のされ方が，場合によっていろいろであるということが，とくに高齢期では顕著になると思われる。ある場合は他の障害に比べて言語機能が強く侵され，ある症例では性格障害が目立

つ，といった具合である。

　さらに1つの機能障害のなかでも，その内容や質が問われねばならない。どのような性格障害なのか，記憶障害のタイプはどのようなものなのか，認知障害の内容はどんなものなのか。

　高齢期の認知症の病像が多彩であることや，詳しい症状記述が疾患の鑑別に必要であることを，筆者はこれまでにいくつかの論考で強調してきた[13][15][17][19][20]。筆者の方法は，神経病理学的に診断が確定された症例をretrospective に調べ，各疾患における症状の特徴を抽出することにある。特に，血管性認知症，アルツハイマー型認知症，両疾患の混合型，ピック型認知症（ピック病）の4疾患を対象として，それらの臨床症状の特徴，相互の鑑別診断の要点を把握することにある[17]。血管性認知症とアルツハイマー型認知症の鑑別のための天秤法[13][17]の提唱もその意図とつながっている。

　それぞれの疾患には特徴ある症状と経過があるという疾患概念は，言うまでもなく近代医学の礎となった理念であり，いまもって否定しようのない医学思想といってよいであろう。血管性認知症とアルツハイマー型認知症の臨床症状の違いにこだわり続ける[15][19]のも，疾患概念として両疾患がまったく異なった範疇に属するからにほかならない。

　しかし，ときには，両疾患の臨床鑑別に困難を感じることがある。とくに，ビンスワンガー型血管性認知症とアルツハイマー型認知症との鑑別は容易ではなく，誤診をすることも珍しくない。高度に至らない認知症，まだら認知症，人格の保たれ，といった血管性認知症の特徴が，ビンスワンガー型血管性認知症には通用しないことが多いからである[17]。そのような誤診に当面したときに，症状記述のみをもって疾患を鑑別することがいったい可能なのであろうか，という思いにとらわれることがある。

　われわれが目にしている症状と徴候は，損傷を受けている脳の部位を示しているにすぎないのであって，疾患の本質を意味するものではない。たまたま，疾患によって損傷をうける脳の部位が異なっているからこそ，症状にも違いが生じ，疾患の鑑別ができるのであって，もし病変の分布が同じ拡がり

をもつならば,疾患の鑑別は不可能になるのではないだろうか[注1]。大脳白質の病変は小範囲であっても,大脳皮質の広範な病変に匹敵するだけに[13][17][20],ビンスワンガー型血管性認知症とアルツハイマー型認知症との臨床的鑑別が困難であるというのも頷けるのではあるまいか。

本章は,以上のような問題意識をもって,高齢者の認知症を,疾患という窓を通してでなく,損傷を受けた脳の部位を通して理解,分類してみるという立場に立った論考である。

1. 高齢期の認知症の分類

脳の病変部位によって精神神経症状を整理するという見方はいわゆる局在論のそれ(localistic view)であって,対応した全体論的見方(holistic view)との是非については興味ある歴史的背景があるが[7],しかし,ここでは立ち入らない。現在では,両論を折衷しないと多くの精神神経現象を説明できないと考えられているが,認知症の問題に限れば,本章にみるように,localistic view がより妥当性をもつ立場と見なされている。

最もありふれた症状分類は,前頭葉症候群,側頭葉症候群などといった脳葉あるいはそれと関連した領域をもって分ける方法である。認知症に即していえば,筆者が特異的な症候群として提唱した後頭葉性認知症[20]という概念にみるように,1) 前頭葉性認知症,2) 側頭葉性認知症,3) 頭頂葉性認知症,4) 後頭葉性認知症,5) 基底核性認知症,6) 脳幹性認知症,といった分類が可能である。もっともこのような命名は一般的ではないし,従来慣用されている症候群という接尾辞をただ単に認知症に置き換えただけにすぎない。

しかし,このような分類の基本的な考え方は,疾患という枠をひとまず払いのけて,主病変の脳部位によって認知症を眺めるという点にあり,前頭葉や,側頭葉,頭頂葉,後頭葉での諸病変のもたらす症状にきわめて特徴があるだけに,この分類の臨床的有用性は一概に否定されえないであろう。ただ難点は,疾患との関連性が乏しく,あまりにも症候学的な立場に立ち過ぎる

ことにある。

　脳の損傷部位による認知症分類でアメリカを中心にしばしば使われ始めているものに，大脳皮質病変に基づく認知症とと皮質下核病変に基づくそれを分けるという二分法的分類がある(注2)。

　その代表が Benson DF [2] [3] や Cummings JL [9] で，彼らは，1) 皮質性認知症 (cortical type produced by cerebral cortical degeneration)，2) 皮質下認知症 (subcortical type arising from disturbances of basal ganglia, thalamus, and rostral brainstem structures) の分類を提唱した。

　さらに，Joint RJ & Shoulson I [12] は，認知症を次のように分類している。

1) 局在性認知症 localized dementia
　① 皮質性認知症　cortical dementia
　② 皮質下性認知症　subcortical dementia
　③ 軸性認知症　axial dementia

2) 全認知症　global dementia

全認知症は，皮質性，皮質下性，軸性がすべて重なった認知症を指す。

　この二分法的分類が特にもてはやされるようになってきた理由は，筆者のみるところ，後述するように，皮質下性認知症概念，その病像の特異性，治療可能な認知症 (treatable dementia) の存在などを強調することにある。しかし，多様多彩な高齢期の認知症を皮質性と皮質下性の2つに分けること自体臨床的にかなり無理があることは自覚しておかねばならないだろう。

　筆者は，そのような無理を多少とも緩和する目的で，この二分法を基本とする分類を以下のように修正して，提唱する。

1) 皮質性認知症　cortical dementia
　① 前皮質性認知症　anterior cortical dementia
　② 後皮質性認知症　posterior cortical dementia

2) 皮質下性認知症　subcortical dementia

3) 辺縁性認知症　limbic dementia

4) 白質性認知症　white matter dementia

① 前白質性認知症　anterior white matter dementia
　　② 後白質性認知症　posterior white matter dementia
　5) 混合型認知症　cortical and subcortical mixed dementia

2. 皮質性認知症

　皮質性認知症の代表的疾患は，アルツハイマー型認知症（アルツハイマー病）であり，アルツハイマー型認知症の症状の特徴である，種々の認知機能，記憶，視空間機能，コミュニケーション能力，性格（行動）などの諸機能がすべて著しい障害を受けるということが，皮質性認知症の症状の特徴となる[9][12]。

　もう1つの代表的疾患はピック型認知症（ピック病）である。周知のように，50歳代の初老期に発症し，進行性に経過し，神経病理学的には，脳葉の限局性萎縮を特徴とし，病理組織学的には萎縮部位の大脳皮質神経細胞の変性・消失，同部位の白質における著明なグリオーシスを特徴とする疾患である。臨床的には，1）人格障害，2）認知障害，3）判断力障害，4）抽象能力の喪失，5）言語障害，6）感情障害，7）行動異常，8）衝動性脱抑制（dranghafte Enthemmung），9）滞続症状，10）怠け思考（Denkfaulheit），11）特有な対人反応，12）立ち去り行動，13）PEMA症候群（palilalia, echolalia, mutism, amimia）などの特異な症状が認められる。

　このピック型認知症（ピック病）の臨床は，アルツハイマー型認知症のそれとは明らかに異なり，臨床的に両疾患を鑑別することは老年精神医学にとって基本的なことに属する。ちなみに，Cummingsの鑑別表[9]を示す（表1）[注3]。

　いずれにしても，臨床的には異質なアルツハイマー型認知症とピック型認知症が，皮質性認知症として一括されるところに，この二分法的分類の難点がある。

　従来，アルツハイマー型認知症では前頭葉が強く侵されると記載されてき

表1 アルツハイマー型認知症とピック型認知症の臨床鑑別

	アルツハイマー型認知症	ピック型認知症
健忘	早期	末期
視空間機能障害	早期	末期
人格障害	末期	早期
クリューヴァー・ビューシー症候群	末期	早期
言語障害		
同語反復，語間代	しばしば	まれ
常同言語	あまりみられない	特徴的
末期の緘黙症	めったにない	しばしば
けいれん発作	末期に珍しくない	めったにない
CTスキャン	広汎な萎縮	限局性萎縮

たが，それは必ずしも事実に即していない。筆者の研究が明らかにしたように[18]，また，他の研究者も同様に[6][25]，この疾患の病変の主座は側頭・頭頂葉にある。疾患過程が進むにつれ，もちろん前頭葉も著しく損傷を受けてくるが，それでも，側頭・頭頂葉に比べて，病変の程度は軽い。臨床上も，側頭・頭頂葉症状がより目立つことが指摘されている[25]。

一方，ピック型認知症（ピック病）では，前頭葉や側頭葉前方部に限局性の萎縮をみることが圧倒的に多く，また，特徴的な臨床症状もその部位に基づく現象として理解されるのが通常である[17][30]。

このような理由で，筆者は，皮質性認知症を前皮質性認知症と後皮質性認知症の2つに分け，前者をピック型認知症（ピック病）が，後者をアルツハイマー型認知症が代表するとした分類を提唱した。前というのは大脳半球の前方部（前頭葉，側頭極，側頭葉前半部），後というのは大脳半球の後方部（側頭葉後半部，頭頂葉，後頭葉）が主として侵されることによる認知症という意味である。解剖学的な脳葉構造と対応させていないのは，そのほうがかえって機能との関連性を考えるうえで便利だと考えたからである。

3. 皮質下性認知症

前述したように，認知症の二分法的分類が発想されたのは，皮質下性認知

症という概念が注目されたことによる。この分類法の核心は皮質下性認知症の認識にあるといっていいであろう。

　近年この概念が注目されるようになったのは，Albert ML ら [1] や McHugh PR & Folstein MF [21] の業績をきっかけとしているが，基底核，視床，脳幹などの皮質下核を侵す疾患で特有な認知症がみられることは古くから知られていることであった。たとえば，オリーブ核・橋・小脳変性症 [5]，淡蒼球変性症 [4][29]，視床変性症 [26]，視床腫瘍 [24]，パーキンソン病 [22]，視床性無動症 [11][23] における認知症は，後に述べる進行性核上麻痺のそれときわめてよく類似しているのである。

　また，皮質下性認知症という言葉も，すでに1932年，Stockert FG von [27] によって，subkorticale Demenz として記載されていた [注4]。Stockert は，エコノモ脳炎後遺症の45歳の男性例の症状を詳細に記載し，特徴的な症状として，注意力の固着性，注意をほかにそらすことができないこと，新しい状況への不適応，外観や表面的なことにとらわれてしまうこと，一見コルサコフ症候群のようにみえるが注意力固着のため記憶のテストができにくいこと，保続・意欲障害と活動性障害あること，状況把握の障害があること，などを指摘し，これらの現象は，精神硬直（psychische Starre）という思考障害としてまとめることができるとした。また，運動性硬直の原因となる脳幹の黒質病変が精神硬直にも関連があると結論したのである。この約80年前にまとめられた Stockert の指摘は，皮質下性認知症を考えるうえできわめて重要である。というよりは，すでに，彼は，皮質下性認知症の本質を捉えていたと思われる。

　しかし，Stockert の研究は，その後の精神科臨床にあまり影響を与えなかったようである。あるいは，エコノモ脳炎後遺症にのみあてはまる特殊なこととして理解されていたのかもしれない [注5]。

　ともあれ，皮質下性認知症という概念で，皮質下核に主病変をもつ疾患の認知症症状をまとめる立場は，Albert ML ら [1] に始まるといってよいであろう。

彼らは，進行性核上麻痺（5自験例，42文献例）の精神症状を検討し，共通した症状として，1）失念（forgetfullness）[16]，2）思考過程の緩慢化（slowing of thought processes），3）感情と人格の障害（無感動，抑うつ，興奮発作），4）獲得した知識を巧みに使う能力の障害（impaired ability to manipulate acquired knowledge），の4点を挙げた。さらに，それまでに報告された，視床腫瘍，視床変性症，オリーブ核・橋・小脳変性症，パーキンソン病などの，視床，基底核，脳幹を病変の主座とした神経変性疾患における精神症状の特徴が，上記の4つの特徴においてまったく同じであることを指摘した。かくして，Albertらは，上記の4つの症状を，subcortical dementia としてまとめることを提唱したのである。さらに，彼は，4つのなかで，精神機能の緩慢化が症状の基本であるとし，そのメカニズムとして，視床・視床下部と脳幹網様体賦活系との結合が離断されたことにより，認知，記憶，知識など大脳皮質に由来する機能は保たれているのに，それを活性化することがうまくいかなくなる，あるいはそれを活性化させるために多くの時間を必要とするようになる，という仮説を提起した。

Albertらの進行性核上麻痺の症例5[1]を紹介する。

　　64歳の女性。しゃべり方がゆっくりとなり，話しづらくなったことで受診。本人や夫によると，3年前から，はじめは言葉，次いで，頭の回転などすべてが緩慢になった。だんだんひどくなり，家事も買い物もできなくなった。家計簿もつけられなくなった。人格も変わった。もともと穏やかな人で，人生を楽しむタイプだったのに，いまでは無欲で，ときに怒りっぽくなってきた。夫は，記憶障害については，「どう言っていいかわからないが，とにかく記憶はいいんだけど，忘れっぽいようだ」と言う。

　　初診時，表情が少ない。声が低い。格言の理解が不完全。計算力も低下。小書症。それ以外の精神症状はない。（略）

　　錐体外路症状があり，アマンタジン，L-dopaで治療。しかし，症状は

進行した。

　初診後1年5カ月,頚部筋の軽い固縮。ゆっくりした書字。小書症。振戦はない。上下方視の著明な障害。眼球運動緩徐。進行性核上麻痺と診断された。

　さらに,3カ月後では,発語は緩慢でかすれて低い。活発で注意力はあり,社会的にも適応している。数字は,順唱で7語,逆唱で5語。記銘は障害されているが,通常みられるタイプとは異なる。あらゆる質問にまず,「私は知りません」と答える。しかし,検者が,彼女を励ましながら,「いや,あなたはご存知ですよ。ゆっくり時間をかけてやりましょう」と言ってやると,質問の95％に正しく答えるようになった。質問と答えとの間はきわめて長く,ときに4分半に及ぶことがある。古い記憶は保たれていた。

　言語は自発語は保たれ,錯語なし。語健忘もない。しかし,時間を制限すると言葉を見出すことができない。1分間でBではじまる言葉を3語しか言えないが,5分間で12語,10分間で23語,15分間で33語であった。言葉の模倣,話し言葉・書き言葉の理解,音読などは正常。しかし,読みの速度は遅い。

　簡単な計算は早くて正しい。より複雑になると,反応はゆっくりとなるが,答えは正しい。ことわざの説明は具体的である。2つの類似の物体の類似性を見つけることが困難である。

以上のような,Albertらの症例記述を通して,皮質下性認知症の特徴がより具体的に理解できるであろう。

　次いで,McHugh PR & Folstein MF [21] は,ハンチントン舞踏病にみられる認知症症状をまとめ,1) すべての認知機能の進行性で緩徐な低下 (a slowly progressive dilapidation of all cognitive powers),2) 無感動,無気力,ときに無動緘黙状態,3) 一方,失語,失読,皮質盲,コルサコフ型健忘などは出現しない,の3点を特徴とし,これらはアルツハイマー型認知症などの認知症と異

なることから，まとめて，subcortical dementia syndrome と称することを提唱した。

AlbertらとMcHughらが，おのおの別々に，ほぼ時期を同じくして，類似の概念を提唱したことには興味があるが，その内容は必ずしも同一ではなかった。そして，筆者の私見では，Albertらの失念と思考過程の緩慢さの指摘，McHughらの失語・失読・コルサコフ症候群の欠如の指摘が，皮質下性認知症の本態ではないかと思われるが，現在では，両者の指摘した特徴を合わせて，皮質下性認知症の症状と考えられている。

皮質下性認知症概念の意義は，皮質下核の神経変性疾患に伴う認知症症状をある観点から整理し，共通した症状の特徴を抽出したことにあるが，それとともに，皮質性認知症との異同，鑑別の問題意識も常につきまとっていた。しかし，両者の鑑別については，すでにおのおのの症状の特徴を述べてきたことから明らかで，繰り返すことはせず，ここではBenson[3]による鑑別診断の表2を引用するに留める（表2）。

皮質下性認知症で上記のような特徴的な症状が出現してくるメカニズムについてはまだよくわかっていない。Albertらが，大脳皮質と脳幹網様体賦活系との結合の離断を症状発症の機構の仮説として提起していることは，すで

表2 皮質性認知症と皮質下性認知症の鑑別診断

	皮質性認知症	皮質下性認知症
容貌	活発，健康，年齢より若くみえる	異常：弱々しい，乱髪，途方にくれた
活動性	正常	異常：緩慢
姿勢	まっすぐ	異常：前かがみ，過伸展，体を曲げる
歩行	正常，歩調も正常	異常：舞踏様，失調性，開始困難，不安定
運動	正常	異常：振戦，舞踏様，ジストニア
発語	正常	異常：構音障害，低音，緘黙
言語	異常：失名辞，錯語	正常
認識	異常：知識の取り扱いができない	低下
記憶	異常：学習不能	失念，想起困難
視空間機能	異常：構成行為の障害	でたらめ（運動障害による）
感情	異常：不注意，無頓着	異常：無感動，意欲欠如

に述べた。

そのメカニズムはともかくとして,皮質下性認知症の症状が前頭葉症候群[16]にきわめて類似していることは特記すべきであろう。この事実は,Albertらがすでに言及し[1],Jointら[12]も指摘していることである。また,視床性認知症という概念が古くから知られているが,その本態は前頭葉症候群であるという指摘などとも関連している[11]。視床,基底核,脳幹に病変の主座をもつ神経変性疾患での精神症状,すなわち皮質下性認知症が,本質的には前頭葉症候群と類似しているということは,そこに含まれる各々の疾患の発症機構を考えるうえでも注目に値する。

もう1つ重要なことは,皮質下核の諸疾患,たとえばパーキンソン病,ウィルソン病などの治療が神経症状とともに認知症をも改善させるといった事実から,皮質下性認知症は治療に反応する認知症であると考えられていることである。Albertらがすでに,「われわれの仮説は治療的意義をもつ。もし皮質下性認知症が網様体賦活系,時間調節系のメカニズムの障害によって生じるとするならば,そのメカニズムに関与している解剖学的構造に効果を及ぼす薬物,たとえばアンフェタミン,L-dopa,フェノチアジンなどが認知症の治療に有効となるかもしれない」[1]と述べているように,この概念は当初から治療と結びついていた。さらにその観点を強調しているのがBenson[2]である。彼は,治療可能な認知症(treatable dementia)という概念[注6]を持ち出す。皮質下性認知症の基本は,あらゆる精神機能の緩慢さ(slowness)であり,その状態を一言でいえば,精神運動性遅滞(psychomotor retardation)であるとし,その精神運動性遅滞は数多くの内科的疾患などで出現し(仮性認知症を含めている),すべて治療可能であり,したがって,これらを一括して,treatable dementiaとしうるという。すなわち,この治療可能な認知症の病像は皮質下性認知症のそれと類似していることを強調するのである。

4. 辺縁性認知症

　先に述べたJointら⁽¹²⁾の分類での軸性認知症に相当する。大脳の中軸部分の損傷によって生じる認知症という意味であり，中軸構造とは，側頭葉内側部，海馬，海馬傍回，脳弓，乳頭体，視床下部をさす。

　症状は，最近の出来事の記憶，すなわち記銘の著明な障害（著しい学習障害でもある），コルサコフ症候群を主体とし，行動，感情，認知の障害は軽いことを特徴としている。

　一方，Gascon GGら [10] は，辺縁系の広汎な損傷を伴うヘルペス脳炎の詳しい症例を記載し，前向および逆向健忘を伴ったコルサコフ症候群型の作話・健忘症候群と，クリューヴァー・ビューシー症候群の行動異常が特徴的だとし，この2つの症候群の合併した認知症を辺縁性認知症（limbic dementia）とよぶことを提唱した。

　筆者もまたヘルペス脳炎後遺症の症例を少なからず経験しており，その経験から，軸性構造の中心となるのは辺縁系であり，その部位の損傷が本質的であることを強調する意味で，辺縁性認知症という名称を使いたい。その中核となるのは，学習障害，健忘症状，コルサコフ症候群であって，それ以外の知的機能の障害は軽く，また，クリューヴァー・ビューシー症候群の合併は必ずしも常にみられるわけではないと考えている。ここでの代表的疾患は，いうまでもなく，アルコール性のウェルニッケ・コルサコフ症候群である。

5. 白質性認知症

　このタイプの認知症は，筆者が初めて仮称するもので，大脳半球白質に主病変をもつ疾患，すなわち，ビンスワンガー型血管性認知症，白質変性症，那須・ハコラ病，頭部外傷後遺症が代表的な疾患である。

　その臨床症状の特徴は，基本的には，皮質性認知症のそれに類似し，前頭

葉白質に病変が強い場合，ピック型認知症（ピック病）を典型とする，人格障害や意欲障害を主とした前皮質性認知症の症状を呈し，側頭葉，頭頂葉や後頭葉白質に病変が強い場合，アルツハイマー型認知症を代表とする記憶障害や言語障害を主とした後皮質性認知症の症状がみられる。もちろん，全脳の白質に病変が拡がる場合，両者の症状の特徴が混在して，特異な症状が示されることはいうまでもない。

6. 混合型認知症

脳病変の存在によって，上記の4つのタイプの認知症が，種々の程度で混在することがある。とくに，皮質性認知症と皮質下性認知症の合併を混合型認知症と称したい。混合型として，もっともよく知られているのは，アルツハイマー型認知症と血管性認知症の混合型であるが，その場合，皮質性認知症間での合併であり，そのために，症状に特異的な症状が出現するわけではない。なお，私の分類でいう混合型認知症は，アルツハイマー型認知症と血

表3 認知症の型と高齢期の諸疾患

1. 皮質性認知症
   A. 前皮質性認知症
      ピック型認知症（ピック病），血管性認知症，頭部外傷，脳腫瘍など
   B. 後皮質性認知症
      アルツハイマー型認知症，血管性認知症，脳腫瘍など
2. 皮質下性認知症
      進行性核上麻痺，ハンチントン舞踏病（ハンチントン病），パーキンソン病，視床変性症，歯状核・赤核・淡蒼球・ルイ体変性症，オリーブ核・橋・小脳変性症，線条体・黒質変性症，ウィルソン病，エコノモ脳炎後遺症など
3. 辺縁性認知症
      ウェルニッケ・コルサコフ症候群，ヘルペス脳炎後遺症，血管性認知症，正常圧水頭症，頭部外傷
4. 白質性認知症
      ビンスワンガー型血管性認知症，白質変性症，頭部外傷，那須・ハコラ病
5. 混合型認知症
      レビー小体型認知症

第3章　皮質性認知症と皮質下性認知症

管性認知症の混合型とは全く異なった概念である（言葉はまぎらわしいが）。最近，認知症の臨床の場で注目されている疾患に，パーキンソン病，幻覚，軽度の認知症，動揺する経過などを特徴とするレビー小体型認知症がある。ここで，その詳細を述べる余裕はないが，この疾患の特徴は，皮質性認知症と皮質下性認知症が種々の割合，程度で混じりあっていることにあると，筆者は考えていることだけは指摘しておきたい。

　なお，皮質性認知症，皮質下性認知症などを含め，各分類型に含まれる諸疾患を示す（表3）。

注
（注1）　ここでは，症状の発症経過については触れていない。病変が同じ部位であっても，その病への生じ方——急激なのか，緩徐なのか——によって現れる症状が異なることは承知の上である。
（注2）　なお，皮質下という用語は大脳半球白質を意味するものと誤解している人が少なくない。皮質下白質（subcortical white matter）からの連想であろう。しかし，ここでの皮質下は，間脳，基底核，脳幹をまとめて皮質下核（subcortical nuclei）と総称することに由来する皮質下である。わが国では，皮質下核という用語はあまり使われない傾向にあるが，欧米ではむしろ頻繁に用いられているようである。
（注3）　ピック型認知症（ピック病）に関する論考では，Cummingsの論文[9]に限らず，アメリカでは，ドイツ・フランス語圏内の業績がほとんど無視されている。その疾患の臨床や神経病理はドイツ・フランス語圏内の業績が際立っているのに（stehende Symtome, Denkfaulheit, dranghafte Hemmungslosigkeit, PEMAなどの症状記述），ほとんど触れられていない。また，Cummingsの文章を読むと，「数十年にわたって神経科医は，生きた患者をみて，アルツハイマー型認知症とピック型認知症を区別することは不可能であると教えられてきた」[9]とある。そんなことはない。日本では，両疾患を区別できることが老年精神科医の基礎的素養とされてきた。
（注4）　Albert[1]をはじめ，Benson[3]，McHughら[21]など，皮質下性認知症関連の論文で，Stockertの論文が完全に無視されているのは不思議である。ドイツ語の論文だからなのか。内容的にも類似の現象を示唆しているからには，Bensonが，この概念はごく新しいものであると主張する態度は正しくない。
（注5）　ここで思い出すのは，立津政順の研究[28]である。彼は，エコノモ脳炎後遺症の精神症状を詳細に記載し，その解剖学的背景を中脳黒質においた。精神症状を黒質障害で説明するという彼（それ以前に，SternやStockertがいた）の思想は，日本の精神医学のなかでは異端的であったが，現在，皮質下性認知症の概念が承認されだしたことをみると，彼の発想の先見性に驚かされる。

53

(注6) treatable dementia [2] は reversible dementia [8] とは synonymous ではない．後者は認知症が消失することを意味しているが，treatable dementia は治療によって多少とも改善する認知症のことをいう．

文 献

(1) Albert ML, Feldman RG, Willis AL: The subcortical dementia of progressive supranuclear palsy. J Neurol Neurosurg Psychiatry 37:121-130, 1974.
(2) Benson DF: The treatable dementias. In: Benson DF, Blumer D (eds) Psychiatric Aspects of Neurologic Disease. Vol 2, New York: Grune & Stratton, 1982, pp123-148.
(3) Besnon DF: Subcortical dementia: A clinical approach. In: Mayeux R, Rosen R (eds) Advances in Neurology Vol 38, The Dementias. New York: Raven Press, 1983, pp185-194.
(4) Bogaert L van: Asoects cliniques et pathologiques des atrophies pallidales et pallido-luysiennes progressives. J Neurol Neurosurg Psychiatry 9:125-157, 1946.
(5) Bogaert L van, Bertrand I: Une variéte d'atrophie olivo-pontine à evolutionaubaiguë avec troubles démentiels. Rev Neurol 36:165-178, 1929.
(6) Brun A: An overview of light and electron microscopic changes. In: Reisberg B (ed) The Standard Reference. New York: Free Press, 1983, pp37-47.
(7) Clarke E, Dewhurst K: An Illustrated History of Brain Function. Berkeley: Univ. of California Press, 1972.（松下正明訳：図譜　脳の歴史．東京：木村書店，1984.）
(8) Cummings JL, Benson DF, LoVerme S: Reversible dementia. JAMA 243:2434-2439, 1980.
(9) Cummings JL: Cortical dementias. In: Benson DF, Blumer D (eds) Psychiatric Aspects of Neurologic Disease. New York: Grune & Stratton, 1982.
(10) Gascon GG, Gilles F: Limbic dementia. J Neurol Neurosurg Psychiatry 36:421-430, 1973.
(11) Grünthal E: Über thalamische Demenz. Mschr Psychiat Neurol 106:114-128, 1942.
(12) Joint RJ, Shoulson I: Dementia. In: Heilman KM, Valenstein E (eds) Clinical Neuropsychology, 1979, pp475-502.
(13) 松下正明：老年期における痴呆とその形態学的背景．精神医学 21：823-834，1979．
(14) 松下正明：身体的に基礎づけうる精神病．水島恵一，岡部祥平，細木照敏編：臨床心理学講座　第 7 巻　成人の心理臨床．東京：誠信書房，1979，pp153-177．
(15) 松下正明：脳血管障害と痴呆．Practices in Gerontology 2：16-19，1981．
(16) 松下正明：前頭葉症候のとらえ方．Clinical Neuroscience 1：28-30，1983．
(17) 松下正明：老年期脳器質性疾患．島田馨，東儀英夫，野呂俊夫編：臨床老年医学大系　第 7 巻　精神・心理．東京：情報開発研究所，1983，pp256-342．
(18) 松下正明：Alzheimer 病における大脳皮質病変．厚生省特定疾患神経変性疾患調査研究班 1984 年度報告，1984
(19) 松下正明，石井毅：老年痴呆と動脈硬化性痴呆．精神医学 15：398-402，1973．
(20) 松下正明，石井毅：多発梗塞性痴呆をめぐる 2，3 の問題．精神医学 21：613-624，1979．

(21) McHugh PR, Folstein MF: Psychiatric syndromes of Huntington's choreas: A clinical and phenomenologic study. In: Benson DF, Blumer D (eds)：Psychiatric Aspects of Neurologic Disease. New York: Grune & Stratton, 1975, pp267-286
(22) Pollock M, Hornabrook RW: The prevalence, natural history and dementia of Parkinson's disease. Brain 89:429-448, 1966.
(23) Segarra JM: Cerebral vascular didease and behavior 1. Arch Neurol 22:408-418, 1970.
(24) Smith GE, Stern K: Tumours of the thalamus: A clinico-pathological study. Brain 61: 339-374, 1938.
(25) Souranders P, Sjögren H: The concept of Alzheimer's disease and its clinical implications. In: Wolstenholm GEW, O'Connor M (eds) Alzheimer's disease and related conditions. London: J&A Churchill, 1970, pp11-36.
(26) Stern K: Severe dementia associated with bilateral symmetrical degeneration of the thalamus. Brain 62:157-171, 1939.
(27) Stockert FG von: Subcorticale Demenz. Ein Beitrag zur encephalitischen Denkstörung. Arch Psychiat Nervenkr 97:77-100, 1932.
(28) 立津政順：黒核障害例の臨床――特に精神構造．神経研究進歩2：741-768，1958．
(29) Winkelman NW: Progressive pallidal degeneration: A new clinicopathologic syndrome. Arch Neurol Psychiat 27:1-21, 1932.
(30) 山崎達二：Pick病の臨床病理学的研究――とくに人格変化を中心として．精神経誌 68：891-908，1966．

第4章　MCI 概念雑感
――MCI 概念の功罪を考える――

　MCI 概念（mild cognitive impairment。軽度認知機能障害。以下，MCI）にはどこかなじめないところがある。少なくとも筆者の学んできた精神医学とはかなり隔たっているように思える。

　MCI のことをよく勉強していないこともあるのかもしれないが，教科書的な理解をもとにしていえば，この概念は筆者の関心外にあるといってもよい。

　国際的にも確立している概念にとやかくいう筋合いもないのだが，その国際的な認知というのがまたいい加減で，アメリカの誰かが何事かを提唱し，日本の精神科医が後を追い，出来上がってきたのが国際的認知となっていることが少なくなく，MCI も似たような胡散臭さがある。

　本章では，そのようなことを中心に筆者の考えを述べることにするが，基本的には，「精神疾患をどう捉えるのか」という姿勢にかかっている。

1. MCI はアルツハイマー病との関連で論じられていること

　MCI の歴史的な考察では必ず引用されるようであるが，私が 1960 年代の前半に精神科医となり認知症を専門にして勉強を始めた頃に，Kral VA の benign forgetfullness という概念があった。今，その概念がどのように理解されているのか知らないが，MCI というとすぐに「良性のもの忘れ」という考えが浮かんでくる。その良性のもの忘れについては一時随分と勉強したものであるが，この概念がその後の関連論文で引用されることは少なかったような印象がある。

第 4 章　MCI 概念雑感

　MCI は，筆者の理解するかぎり，基本的には，記憶障害，あるいはそれに関連した認知機能障害が年齢相当よりは著しく，しかし，それ以外の精神機能は，失語・失行・失認などの高次精神機能を含め，ほとんど障害されず，日常生活にも支障がきていない状態と定義される。MCI にもいくつかのタイプがあって，それぞれその臨床像は異なることは承知したうえで，ひとまずは MCI を上記のように定義して間違いはないであろう（そのような MCI を記憶障害型 MCI ともいうらしい）。

　MCI が提唱された最大の理由は，それが老年期の認知症のひとつの前駆にあたる状態で，その時点から医療の対象として治療やケアにあたれば，予防とまではいかないとしても，老年期の認知症の治療や経過にとっても良い効果を及ぼすはずという理念にある。それはそれとして，きわめて重要なことであり，MCI を提唱した理念は高く評価されねばならない。

　その場合，老年期の認知症とは何かということがまずは問題になるが，上述したように，記憶障害，あるいは記憶障害に関連した認知機能障害とすれば，まず，ピック型認知症の前駆として捉えられることはない。ピック型認知症の初期に記憶障害がみられることはまずはないからである。また，血管性認知症でもない。血管性認知症の教科書的な記述では，記憶障害が必ず挙げられるが，実際の臨床でみるかぎり，記憶障害が初期症状として出現することは少ない。多くの場合，感情面における抑制欠如，情動失禁，人格の変化などが最初にみられることが多いというのが筆者の考えである。そうだとすると，MCI は血管性認知症を想定しての概念でもなさそうである。

　したがって，数多くみられる老年期の認知症では，おそらく，MCI が関連するのは，アルツハイマー型認知症か，レビー小体型認知症かであろう。レビー小体型認知症の場合でも，大脳皮質にアルツハイマー病病変をもっている群がそれに相当するだろうから，ひとまずレビー小体型認知症を含めて，MCI に関連した老年期の認知症はアルツハイマー型認知症のみとしてもそれほど異論は生じないであろう。

　筆者は，MCI をそのように理解している。

2. アルツハイマー型認知症の前駆としての MCI

　図式的にいえば，一方の極に認知機能を含めた正常高齢者があり，他方の極にアルツハイマー型認知症があって，その中間に位置するのが MCI と，単純に理解する。

　この図式が，臨床的（臨床的ということが重要で，理念的ではないということを強調している）な意味をもっていれば MCI の意義は十分にあるが，もし，臨床的に意味をなさなければ，MCI をわざわざひとつの状態像として取り出す必要はないということも示している。

　つまり，上で述べたことを別な表現でいえば，臨床的に正常高齢者と MCI との境界，また MCI とアルツハイマー型認知症との境界を，臨床的に，明確に定めることができるのかどうかが問われることになる。

　まず，正常高齢者との境界を考えてみたい。

　精神医学の世界では常識であるが，高齢者においては，精神機能の正常範囲が広くなっている。あるいは，正常という判断をするためには，精神機能の減退をかなり幅広く取らなければならない。若年者で，普段よく会っている人の名前がでてこない，昨日の夕食の中身を忘れているとなどの状態がみられると，いささか心配になる。しかし，80歳の高齢者で同様の状態がみられても，誰もおかしいとは感じない。

　つまり，正常の高齢者の場合，記憶障害，あるいは記憶障害に関連した認知障害が多少とも存在することは病的ではない。そのような前提に立つとするならば，どの程度までを正常範囲としてよいのか，どれから以上に逸脱すると病的になるのかの判定問題が生じてくる。実は，この問題は，老年精神医学においてのひとつの大きな問題で，専門家はその判定に苦しんできたものである。とくに，現在の高齢社会で，85歳以上の超高齢者が激増している状況で，臨床的に正常か病的かという判断は日常茶飯事のように増え，またその判断を求められているのである。そのような状況のなかで，正常高齢者

とMCIとの境界をどのように定めるのか，これまでのわれわれ専門家の苦労に屋下に屋を架することになるまいか。

次に，アルツハイマー型認知症との境界を考えたい。

われわれ老年精神医学の専門家のひとつの務めは，臨床的にみて，アルツハイマー型認知症の初期症状をどう捉えるべきか，どの時点でアルツハイマー型認知症が発症してきたのか，といったことを究めることである。もし，ある特定の状態像がアルツハイマー型認知症の始まりに相当すると解明されたならば，それに対して早期に対処することができるからである。その場合，認知症の診断基準といった操作診断学的な問題が生じるが，認知症の確定診断がつくまでに，それの部分症状がすでに現れていれば，たとえ診断基準を満たさなくても，その症状をもってアルツハイマー型認知症の始まりとしても異論はないはずである。

そのような考え方から，これまでにアルツハイマー型認知症の初期症状に関して数多くの研究がなされてきた。そして現在でもなおその研究は続いているが，未だ結論はでていない。

もし，MCIが認められるとするなら，アルツハイマー型認知症の初期症状とMCIとの鑑別はどうするのかという新たな問題が生じてくる。つまり，これまでは，正常高齢者とアルツハイマー型認知症との境界をどの状態をもって決めるのかという従来の問題が，今度は，MCIとアルツハイマー型認知症との境界の問題に移ってくることになる。そして，さらに厄介なことは，MCIが多少の病理性をもっているだけに，MCIにみる症状とアルツハイマー型認知症における初期症状との区別をするという問題が新たに発生してくることになる。

もし，MCIにみる症状を，アルツハイマー型認知症の初期症状と見なせばよいという考えになれば，むしろ，MCIをあえて唱えるまでもないということになり，そうでないとするならば，これまでは正常高齢者とアルツハイマー型認知症との境界だけを論じていればよかったのが，今後は，正常高齢者とMCIとの境界とMCIとアルツハイマー型認知症の境界というふたつのこ

とを臨床的に区別しなければなくなる。

おわりに

　以上のような疑問はMCIをめぐる問題のごく一部であると筆者は考えている。その一部でさえ，大きな問題を抱えているとするならば，臨床的にみて，MCIはかつてのKralの「良性のもの忘れ」のように，いずれは消えていく運命にある概念かもしれない。

第5章　Treatable dementia（治療可能な認知症）概念・再考
―― その誕生と受容をめぐって ――

　本章では，treatable dementia 概念がどのような経緯で生まれてきたのか，現在その概念がどのように理解されているのか，あるいはその概念は将来どのように位置づけられるのかの3点に焦点をあてながら，筆者なりの考えを述べる。筆者は，1980～90年代に，treatable dementia 概念についていくつかの論考[15]を著したが，その後の概念の変遷については不勉強である。したがって，本章は，文献を網羅しての総説ではなくて，個人的な感想に近い。

　なお，treatable dementia あるいは類似の概念の reversible dementia をどのように邦訳するのか，必ずしも定訳があるわけではない。訳語にあまり拘泥する必要はないが，かつては，「治療可能な痴呆」，「治る痴呆」などが用いられていた。「痴呆」が「認知症」に替わることで，ここではかぎ括弧つきの「治療可能な認知症」，あるいは原語それ自体のいずれかを採用する。

1. 認知症とは何か

　「治療可能な認知症」を論じるにあたり，認知症とは何かという問題に簡単に触れることにする。

　歴史的な考察に深入りするつもりはないが，認知症（dementia, Demenz, démence）は，現代的な用い方とは異なって，さまざまな精神状態を指す用語として使われてきたことはよく知られている。現在でいう統合失調症が，Kraepelin E によって，「早発痴呆」と命名されたという史上名高い事実がその一端を示している。

20世紀に入ってから認知症概念はより細かく類型化され，その過程で，器質性認知症とされる状態が現在の認知症に相当することになる。現在でも他の類似の認知症状態と区別するために器質性認知症という言葉を用いる人もいるが，現在の精神医学では，一般に，器質性認知症＝認知症とみなされる。

そのような意味での認知症とは一体どのような状態のことをいうのであろうか。認知症の定義の問題は非常に重要であるが，しかし，誰もが合意するはっきりした定義があるわけではなく，人によって表現がさまざまであるのが実状である。それでも，大雑把にいえば，1987年のDSM-III-Rの刊行を境にして，もっぱら用いられる認知症の定義は2つの考え方に分かれる。

それ以前の考え方では，「認知症は，後天的な脳疾患の慢性症状として，知能，記憶，判断，抽象能力，注意力，思考，理解，言語等の高次の精神機能の障害が出現し，日常生活に支障をきたす状態をいう。これらの症状に感情，意欲，性格等の障害が加わることがあるが，意識障害は存在しない」といった文言形式で定義されるのが普通であった。さらに，教科書によっては，上記の定義に，「症状は慢性に進行性に経過し，回復しないのが通常である」という文章が付加される。国の東西を問わず，代表的な精神医学教科書をみると，そのような定義がなされたものである。

一方，それ以降では，DSM-III-Rによる診断基準がほぼ世界の精神医学を占有し，そこでは，「認知症とは，A認知障害，1) 記憶障害，2) 次のうち1つ：失語，失行，失認，実行能力の障害，B緩徐な発症と経過，C社会的，職業上の障害，E神経変性疾患，身体疾患，薬物作用を除外，Fせん妄時の判定は除く，G他の精神疾患では説明できない，のすべての項を満たすことによって診断される」といったように，操作的に定義されることになった。

回復可能かどうかという観点からいえば，以前の定義では，治癒不可能という文言が定義のなかに挿入されることが少なくなかったが，1987年およびそれ以降の定義では，治癒するかどうか，回復するかどうかは診断基準からは完全に排除されることになる。

つまり，treatable (reversible) dementiaという概念は，dementiaという言葉

第5章　Treatable dementia（治療可能な認知症）概念・再考

に重点がおかれ，「untreatable（irreversible）と思われていた認知症でも treatable（reversible）のことがあるのだ」という驚きをもって語られるのは1980年代前半以前のことであり，一方，treatable（reversible）という言葉に重点がおかれ，「その dichotomy として irreversible（untreatable）dementia があり，精神神経疾患を両カテゴリーに分けることが治療やケアにとって重要である」という観点から語られるのは1980年代後半以後となる。

そのように，一口に「治療可能な認知症」といっても，その背景には，2つの異なった意味あいがあることは指摘しておきたい。

2. 認知症は回復するのか

歴史的にみると，「認知症は治療できる，回復する」という思想の出現と「treatable（reversible）dementia」という概念，あるいは言葉の誕生とは別個の事象であった。「treatable（reversible）dementia」概念の出現によって初めて認知症は治るという考え方が生まれたと思われている人がいるが，正確にはそれは正しくない。

しかし一方で，さきに，1987年以前の認知症の定義では，回復不可能，治癒不能という文言が含まれることが少なくなかったと述べたが，厳密にいえば，それも正しくない。

認知症は回復可能かどうかが論じられ，認知症の一部は回復するものであるということが精神医学の世界で常識的に認識されるようになったのは，私見によれば，1917年に Jurius Wagner Ritter von Jauregg（1857-1940）が進行麻痺の治療として発熱療法に効果があることを発見し，それによって進行麻痺が治癒しうるようになった時期からである。進行麻痺の中心症状は認知症であり，当時認知症といえばまず考えるのは進行麻痺であるという時代であった(現代は，認知症といえばアルツハイマー型認知症をまずは考えるように)。その進行麻痺が治療できるようになったのである。もちろん実際には，認知症が完全に改善されることはなく，種々の程度の認知症や人格変化が治療後

に残ることになるが，進行麻痺が致死的でなくなり，またそこでの認知症もかなり回復することがあるという臨床経験は精神医学の世界にとってきわめて画期的であったに違いない。だからこそ，1927年，Wagner von Jauregg はこの業績でノーベル賞を授賞されることになるが，授賞理由のひとつが認知症は回復可能であるという認識を生み出したことにあるというのが筆者の私見である。

進行麻痺における臨床経験から，認知症の一部は回復可能であるという認識が精神医学ではむしろ常識になってきたが[10]，そのことはたとえばSchneider K の精神医学教科書を披いても明らかである。筆者は，1963年に精神科医となり，前年に出版された Schneider の教科書第6版[17]を購入し，精神医学の勉強を始めたものであるが，その教科書には，「人格解体と認知症は確かに一般的には慢性で，回復不可能で，しばしば進行性の状態であるが，しかし，このことをすべて固定的にみるべきではない。稀ならず，回復がみられるのである。つまりこの状態が改善，時には驚くほど改善する時期がある。また，時間的な変動もある。脳動脈硬化症の人が午後よりも午前中にはるかに『気分がよい』ということがある。人格解体や認知症のさまざまな場面で，あらゆる種類の意外なことが時には起こりうる」とあったことを思い出す。

3.「治療可能な認知症」概念の誕生

以上のような，認知症の一部は治療しうるという精神医学界では1920年代から認められてきた常識が，進行麻痺以外の精神神経疾患を含めて包括的に議論され，「治療可能な認知症」，「reversible (treatable) dementia」という概念，あるいは用語の提唱に至るようになったのは，おそらく，1967年の正常圧水頭症（NPH）による認知症が治療できたことを報告した Hill ME らの論文[9]，さらには種々の疾患を包括して検討した1972年の Marsden CD らによる論文[12]等をもって嚆矢とする。彼らは，認知症と診断されて入院してきた初老期発症の患者106人の経過，転帰を調べたところ，15人は認知症でな

く，7人は診断が不確かで，残りの84人のうち，36人は認知症が治療しうる状態となり，うち8人は完全に回復したと報告した。同様の報告は，Freemon FR も行い[7]，進行性の認知症を呈した患者の30%が treatable であったとした。

その後，個々の疾患での認知症が「治療可能な」(treatable) という症例報告が相次ぎ[1][18]，1980年，Cummings J らによって，同様の状態を，「治療可能な」(treatable) というそれまでにしばしば用いられていた言葉に代えて，「回復可能な認知症」(reversible dementia) という概念が提唱されることになった[5]。さらに1983年，同じく Cummings は，今度は，treatable dementia という概念で総説を書き[6]，この時期前後になってやっと，「回復可能な認知症」，「治療可能な認知症」という概念が確立することになったのである。

一方，よく知られているように，皮質下性認知症という概念がある。その嚆矢として，1932年の Stockert FG von の論文にまで遡ることができるが，1974年の進行性核上麻痺における認知症を論じた Albert ML らの論文，さらに，1975年，ハンチントン病における認知症の特徴を指摘した McHugh PR らの論考などが契機となって，皮質下性認知症概念は現代的な色合いを帯びて論じられるようになった[13]。

皮質下性認知症においては，皮質性認知症と対比して，認知症の特徴に相違があることが論じられ，「治療可能な認知症」概念は認知症の内容は問わず，ただ治療・回復可能かどうかが論じられることで，この2つの概念は次元の異なる考え方に立つ。しかし，皮質下性認知症では皮質性認知症と異なって，治療・回復可能な認知症を呈することが多いことが当初から指摘されており，「治療可能な認知症」と皮質下性認知症の概念はある意味で表裏の関係にあったこともまた事実である[13][14]。

4.「治療可能な認知症」，その後

「治療可能な認知症」や「回復可能な認知症」概念が，その後現在に至るま

で，どのように論じられることになってきたのか，そのことに簡単に触れておきたい。

すでに述べたように，1987年のDSM-III-Rによる認知症の定義は，その後の研究の大前提となってきたが，もっと遡っていえば，1983年頃より，認知症と診断される症例のなかに，認知症が治療可能である，あるいは回復可能であるという症例が含まれているという認識がほぼ学界の共通認識となってきたとみることができる。

そして，その認識が共有化されるとともに，もはや，かつてのような認知症が治るのか，治らないのかという議論はほぼ無くなり，認知症は治療可能，回復可能な側面をもつということは当然の前提として，ではそのような側面をもつ認知症を呈する疾患としてどのような疾患があるのか，治療を通して認知症のなかのどのような症状が改善されるのか，などに関心が移ってきた。

そして，筆者の考えでは，1980年代後半から現在に至るまでのこれらの関心には大きく分けて，2つの方向があると思われる。

1つは「治療可能な認知症」を呈する疾患にどのような疾患があるのかという関心，2つは，認知症全体のなかでの「治療可能な認知症」の頻度に関する関心である。

第1の「治療可能な認知症」を呈する疾患については，いくつかの総説[2][3][11][16]で列挙されているが，ここではCummingsらの論文[5]をもとに，他の総説[3][16]を参照しながら，表示しておく（表1）。

第2の「治療可能な認知症」の頻度の問題であるが，その数値は発表者によってさまざまである。最初に述べたMarsden CDらの報告[12]では，84名中36人とかなり高率である一方，Clarfield AMは，部分的な回復は8％，完全回復は3％にしかみられなかったと述べている[4]。また，1972年から1994年までの16の報告例のメタ分析によると，部分的な回復の頻度は0〜23％，完全回復は0〜10％の症例にみられたという[19]。

「治療可能な認知症」の頻度の問題は重要であるとしても，その結果は，調査対象群の取り方によって，たとえばアルツハイマー型認知症のような脳変

第 5 章　Treatable dementia（治療可能な認知症）概念・再考

表 1　「治療可能な認知症」の原因となる疾患

1. 頭蓋内異常状態
   - 脳腫瘍
   - 硬膜下出血
   - 脳水腫　NPH（正常圧水頭症）を含む
   - てんかん
   - 多発性硬化症
   - ウィルソン病
2. 身体疾患
   - 呼吸不全
   - 不整脈
   - 重度貧血
   - 多血症
   - 尿毒症
   - 低ナトリウム症
   - 肝脳疾患
   - ポルフィリア
   - 高脂血症
3. 欠乏性疾患
   - B_{12} 欠乏
   - ペラグラ
   - 葉酸欠乏
   - B_1 欠乏
4. 内分泌性疾患
   - アジソン病
   - 汎下垂体機能低下症
   - 粘液水腫
   - 副甲状腺機能低下症
   - 副甲状腺機能亢進症
   - 反復する低血糖症
   - クッシング病
   - 甲状腺機能亢進症
   - 甲状腺機能低下症
5. 薬物
   - メチルドーパとハロペリドール併用
   - クロニジンとフルフェナジン併用
   - ジスルフィラム
   - 炭酸リチウム
   - フェノチアジン
   - ハロペリドールと炭酸リチウム併用
   - ブローム剤
   - フェニトイン
   - メフェニトイン
   - バルビタール
   - クロニジン
   - メチルドーパ
   - プロプラノール
   - アトロピン系
6. アルコール
7. 重金属
   - 水銀
   - 鉛
   - 亜鉛
   - タリウム
8. 毒物，工業薬品
   - トリクロエチレン
   - トルエン
   - 二硫化炭素
   - 有機リン
   - 一酸化炭素
9. 感染
   - 進行麻痺
   - 慢性髄膜炎（結核，真菌，寄生虫）
   - 脳膿瘍
   - 囊虫症
   - ホイップル病
   - 進行性多発性白質症
   - エイズ
10. 膠原病，血管障害
    - SLE（全身性エリテマトーデス）
    - 側頭動脈炎
    - サルコイドーシス
    - コーガン病
    - ベーチェット病
    - 頸動脈閉塞症
11. その他
    - 無酸素脳症
    - 頭部外傷
    - 過剰な ECT（電気けいれん療法）
    - 脳炎
    - 睡眠障害（睡眠時無呼吸症候群）
    - 透析

性疾患を多く含む群，あるいは身体疾患を基礎とした認知症を多数含む群によって，かなり異なった数値が出ることは想像に難くない。したがって，上記のようなメタ分析はあまり意味がなく，これからは，表1に挙げたようなそれぞれの疾患について，そこでの認知症がすべて回復するのか，あるいは回復しない症例もみられるのかという観点からの研究が望まれる。

5.「急速に進行する認知症」(RPD)

最近，「急速に進行する認知症」(rapidly progressive dementia, RPD) 概念が提唱されるようになった[8]。数ヵ月，数週，あるいは数日の間に，認知症が進行し，放置しておくと短期間のうちに死に至る疾患群で，この群の中には，「治療可能な認知症」が多く含まれ，早急な治療の施行によって死を免れることができるという概念である。典型的な疾患は，プリオン病，クロイツフェルト・ヤコブ病であるが，それ以外には，アミロイド血管症を伴うアルツハイマー病，レビー小体型認知症，皮質基底核変性症，前頭側頭型認知症の一部，paraneoplastic disease，辺縁系脳炎，自己免疫病，橋本病，サルコイドーシス，血管障害の一部，ウィルス感染症，細菌感染（ホイップル病），真菌症，梅毒，マラリア，悪性腫瘍などが挙げられている[8]。

RPDに関する総説や症例報告をみると，これまでは，「治療可能な認知症」に含まれていた疾患が，たまたま最急性の経過をとることによって，RPDのカテゴリーに入れられるようになったということのようである。

おそらく，RPDの存在を強調することによって，認知症においても，疾患，あるいは症例によっては，できるだけ早く治療を施すことが必要であることを指摘しているのであろう。

そのような意味で，「治療可能な認知症」は，認知症にたずさわる老年精神科医療にとって，従来にもましてきわめて重要な概念となりつつあることを強調しておきたい。

第5章 Treatable dementia（治療可能な認知症）概念・再考

文 献

(1) Annexton M: Treatable brain diseases in the elderly. JAMA 240:1325-1329, 1978.
(2) Barry PP, Moskowitz MA: The diagnosis of reversible dementia in the elderly: a critical review. Arch Int Med 148:1914-1918, 1988.
(3) Biedert S, Schreiter U, Alm B: Behandelbare dementielle Syndrome. Nervenarzt 58:137-149, 1987.
(4) Clarfield AM: The reversible dementias: do they reverse? Ann Intern Med 109:476-486, 1988.
(5) Cummings J, Benson DF, LoVerme S Jr: Reversible dementia: illustrative cases, definition, and review. JAMA 243:2434-2439, 1980.
(6) Cummings J: Treatable dementias. Adv Neurol 38:165-183, 1983.
(7) Freemon FR: Evaluation of patients with progressive intellectual deterioration. Arch Neurol 33:658-659, 1976.
(8) Geschwind MD, Shu H, Haman A, Sejvar JJ, Miller BL: Rapidly progressive dementia. Ann Neurol 64:97-108, 2008.
(9) Hill ME, Lougheed WM, Barnett HJ: A treatable form of dementia due to normal-pressure, communicating hydrocephalus. Can Med Assoc J 97:1309-1320, 1967.
(10) Kranz H (ed): Psychopathologie Heute. Berlin: Springer, 1962.
(11) Lowenthal DT, Paran E, Burgos L, Williams LS: General characteristics of treatable, reversibla, and untreatable dementias. Am J Geriatr Cardiol 16:136-142, 2007.
(12) Marsden CD, Harrison MJG: Outcome of investigation of patients with presenile dementia. Brit Med J 2:249-252, 1972.
(13) 松下正明：皮質下性痴呆――老年期の痴呆の分類をめぐって．老年精神医学 1：172-180, 1984.（本書第3章）
(14) 松下正明：皮質下性痴呆――退行性神経疾患に伴う痴呆症状をめぐって．Geriatric Medicine（老年医学）24：685-691, 1986.
(15) 松下正明：痴呆の定義と treatable dementia の位置づけ――精神科の立場から．Clinical Neuroscience 13:640-641, 1995.
(16) Piccini C, Bracco L, Amaducci L: Treatable and reversible dementias: an update. J Neurol Sci 153:172-181, 1998.
(17) Schneider K: Klinische Psychopathologie. Stuttgart: George Thieme, 1962.
(18) Snyder BD, Harris S: Treatable aspects of the dementia syndrome. J Am Geriat Soc 24:179-184, 1976.
(19) Weytngh MD, Bossuyt PMM, van Crevel H: Reversible dementia: more than 10% or less than 1%? a quantitative review. J Neurol 242:466-471, 1995.

第III部　アルツハイマー型認知症（アルツハイマー病）

第6章　アルツハイマー略伝

　人名を冠した病気は数多い。

　病気の名前に人名を用いることに関しての医学的な約束事はないが，一般的には，その病気の確立に際立った貢献がある場合に，とくに発見者の名前が冠されることがある。もっとも発見者自らが自分の名前をつけることはきわめて珍しく，後世の人，とりわけ医学界の権威ある人による命名が通常であることを考えれば，単に著しい貢献というだけでなく，命名者自身のさまざまな思惑が入ってくるのもよく指摘されることである[1]。

　人名のついた病名は医学的には避けられる傾向にあるとしても，そのひとつのメリットは，医学以外の一般の人たちがその病名を覚えやすいことにある。あるいは，病名によっては蔑視的なニュアンスがあり，差別的名称に代わって，人名を冠する病名にするというメリットもある。しかし，なんといっても，そのような人名のついた病気のなかで，現代社会のあらゆる世代に知られているのは，高齢者にみられる認知症の病気であるアルツハイマー病であろう。その原因は不明，認知症の治療法がなく，しかも，高齢社会で加齢とともに増加する病気，世界の多数の研究者がその解明に取り組んでいる病気，これからの社会にとってもっとも重要であるという意味で，「21世紀の病気」などと，この病気に関わる様々な特徴が喧伝されると，一般の人たちはその名をいやでも覚えざるをえなくなる。

　そのアルツハイマー病は，1907年，ドイツの精神科医であるアロイス・アルツハイマー（Alois Alzheimer, 1864-1915）（写真1）によって初めて記載，報告された。のちに，このような症例をアルツハイマー病と称するようになったが，本章では，その初めての報告から，アルツハイマー病の命名にいたるまでの数年間の出来事を，アルツハイマー自身と彼の師匠であるエミール・ク

第6章　アルツハイマー略伝

レペリン（Emil Kraepelin, 1856-1926）をめぐる人間模様を中心に論じてみたい。アルツハイマー病自体への関心だけでなく，医学史的にみて，独立した疾患を新たに認めることの意味を考察することはいくばくかの興味を喚起すると思うからでもある。もっとも，ここで論じることは，筆者はいくつかの専門誌ですでに公にしている(2)。本章は，2, 3の新しい知見を付け加えたとはいえ，二番煎じ以外のなにものでもないかもしれない。

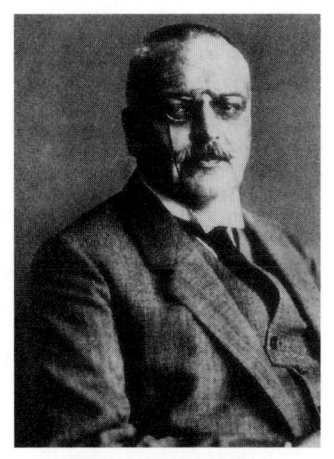

写真1　アルツハイマー

1. アウグステ・D夫人との出会い

　医学史の論考としてはいささか気がひけるが，かつて書いた，ドキュメント風の読み物を採録する(3)。アルツハイマーが，アウグステ・Dとの初診での出会いから1906年の学会報告までの状況の，筆者の想像による復元で，アルツハイマーがブレスラウ大学への赴任途中で，病に倒れ(4)，そこでの回想シーンということにした。

　「胸が痛む。苦しい。冷や汗はでるし，いまにも気が遠くなりそうだ。いよいよ死ぬのかな。やっとブレスラウ大学精神医学教室の主任教授に選ばれ，これからは自分の考えで教室を創り出していこうと思っていたのに残念。しかし，短い人生だったけど，悔いのない研究生活だった」。
　1912年の春，ブレスラウへの赴任の車中で心臓発作に倒れたアロイス・アルツハイマーの心中に去来したのはあの日のことだった。
　「おととしの春，ミュンヘン大学の精神科医局で，仲間のペルシーニ君たちと駄弁っていたら，クレペリン教授が突然入ってきて，『随分前，君が発表した初老期の女性の例があったね。あれはきわめて特異な症例だ

第III部　アルツハイマー型認知症（アルツハイマー病）

と思うから，君の名前をとって，アルツハイマー病と命名するけどいいね』と言われたのにはびっくりした。私は，「老年痴呆」のひとつのサブタイプで，別な名前をつけるほどでもないと思っていたけど，『大変，光栄です』と答えたっけ。

　初老期の女性といわれたけど，あれは，アウグステ・D夫人だった。なつかしいな。先輩のニッスル先生の教えを受けながら，夜昼なく一生懸命に勉強していた私にはもっとも幸せな時代。そう，私がフランクフルト・アム・マインの州立精神病院のころのことだった。今でもありありと思い出せるけど，1901年11月26日，寒い日だった。D氏が，最近もの忘れがひどいうえに，夫が女を囲っているといってやきもちをやいたり，置物をあちこちに運んで隠したり，夫が自分を殺そうとしているといって騒いだりして，困っているといって，奥さんのアウグステ夫人を連れてこられた。会ってみると，奥さんは，当惑した表情で，ぼんやりと診察室の椅子に座っていた。あなたの名前は？『アウグステ』，苗字は？『アウグステ』，ご主人の名前は？『アウグステ，と思います』。ご主人ですよ？『ええ，主人ですよ』（質問の意味がわからなかった様子），結婚は？『アウグステと』，あなたはD氏の奥さんですか？『ええ，ええ，アウグステ・Dです』，ここにはいつからいますか？（思い出そうという様子で）『3週間前から』，（鉛筆をみせて）これは何？『ペン』，（財布，鍵，日誌，タバコなど正答）。

　診察のあと，D夫人が昼食をとっているときに，今，何を食べているの？『ホウレンソウ』，（肉を食べようとしているのを見て）それ，何？『じゃがいもとワサビ』。紙を渡して，自分の名前を書くように指示，夫人，と書くだけであとは何も書けない。

　そのような診察をして，嫉妬妄想，記憶障害，認知症と診断したっけ。認知症に加え，精神病様状態であるのが特徴だった。

　症状に興味があり，その後4日間，毎日のようにD夫人の診察をしたけど，診察中に，いま子どもの声が聞こえたとか，どこかに子どもが居

第6章　アルツハイマー略伝

るはずだと言い張っていた。幻聴があったのかな。1個7円の卵を6個買うといくらとか，どこに住んでいるのかと聞いても，全く理解できなかったけど，指の名前や数は正しく答えたのでびっくりしたよ。

　私は，1903年にハイデルベルク大学のクレペリン先生に講師として招かれ，一年たらずで，先生がミュンヘン大学の教授になられたので，ご一緒にミュンヘンに移り，医局の神経病理学研究室を任せられたから，フランクフルトの州立病院に入院中のアウグステとは疎遠になってしまった。でも，時折，彼女のことが気になって，診察に行ったものだ。アウグステは，その後ずっと入院を続け，私が行っても顔を覚えていず，認知症はいっそうひどくなって，5年前の1906年4月8日，とうとう亡くなってしまった。私がアウグステの病気のことを気にしていることをご存じだったエミール・ジオリー院長先生がすぐに解剖なさって，その脳をミュンヘンの私のところに送ってくださった。ジオリー先生は今でもお元気で活躍なさっておられるが，偉い先生ですね。アウグステの脳を顕微鏡で調べたところ，これまでに記述されたことのない新所見があり，早速，その年の11月4日の，第37回南西ドイツ精神医学会で，報告したのだった。」

　アルツハイマーは，1906年11月，チュービンゲンでの南西ドイツ精神医学会で，「大脳皮質の重篤で特異な疾病過程について」と題した学会発表を行った。その事実はまず1906年の『神経中央雑誌』に記載された[5]。しかし，それはタイトルのみで，タイトルのあとに，カッコ書きで，抄録なし，と書かれているだけである[6]。翌1907年，タイトルが「特異な大脳皮質の病的状態について」と変更されて[7]，『精神医学総合雑誌』に3頁にみたない抄録が掲載された[8]。抄録としての短報なので，脳病理所見の図があるわけでもなかったが，しかし，後に，この報告をもって，アルツハイマー病の第1例とされるようになった[9]。

　その記述によると，死亡時55歳の女性。51歳頃から夫に対して嫉妬ぶか

くなり，それとともに，徐々に記憶障害が出現，見当識も失われてきた。入院中の様子をみると，終始，困惑状，医師への表面的な応接の態度は残っているが，状況の認識ができない。記銘力の障害が著明。言語了解も悪く，錯語，失書，失行，失認，保続や幻覚・妄想などがみられた。このような認知症状態は進行し，最後は寝たきりとなって死亡した。解剖して脳を調べると，脳は全般的に萎縮し，顕微鏡でみると，多くの大脳皮質の神経細胞は消失し，残存した神経細胞胞体のなかに，ビールショフスキー染色法で嗜銀性に染まる太い線維が束になって渦巻状（これがいわゆるアルツハイマー神経原線維変化といわれる所見）に出現しているのがみられた。また，全大脳皮質に，ある物質の沈着と思われる粟粒大の病巣（老人斑といわれる所見。当時は，発見者にちなんでフィッシャー斑と称されていた）が多数出現していた。つまり，この症例に特徴的な所見は，初老期に発症した認知症で，脳病理学的に，神経細胞の消失，アルツハイマー神経原線維変化とフィッシャー斑がみられたことが強調されたのである。

　なお，このアルツハイマー病の第1例の詳細は，1910年になって，イタリアの医師，ガエタノ・ペルシーニ（Gaetano Perusini）によって記述された[10]。彼は，この論文で，同様の症例を4例集め，そこにみられる共通した臨床的・神経病理学的特徴について検討を行った。その論文の第1例が，1906/07年に報告されたアルツハイマーの症例であった。論文の冒頭に，アルツハイマー博士の勧めでこの研究を行ったと記述されているように，ペルシーニは，アルツハイマーの弟子で，当時，ミュンヘン大学の精神医学教室に留学して，研究を行っていた。

2. アルツハイマーの略伝[11]

　アルツハイマーは，1864年6月14日，マルクブライトで生まれ育った。ドイツ，バイエルン州北部をマイン河が流れているが，河は，ヴュルツブルク，アシャッフェンブルク，フランクフルト・アム・マインを通って，マインツ

でライン河に合流する。マルクブライトは、そのマイン河中流にある古都ヴュルツブルクよりさらに20キロメートルほど河上にある小さな町である(12)。

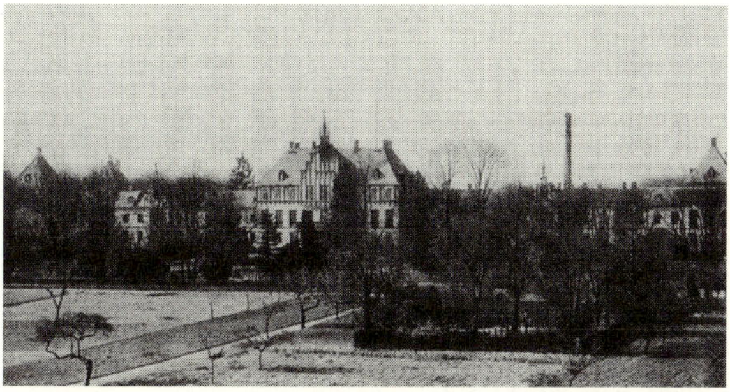

写真2　フランクフルト・アム・マイン州立精神病院

　アルツハイマーは、アシャッフェンブルクのギムナジウムを経て、ベルリン、チュービンゲンの各大学で学んだのち、1887年、ヴュルツブルク大学医学部を卒業、翌年、医師国家試験に合格した。卒後、短期間、ヴュルツブルク大学の解剖学のフォン・ケリカー教授のもとで勉強したのち、1888年12月、フランクフルト・アム・マインの州立精神病院（写真2）(13) に、精神科医として勤務することになった(14)。

　時を同じくして、フランクフルト州立精神病院に、エミール・ジオリー院長（Emil Sioli, 1852-1922）が着任し、英国に発した非拘束療法を導入しはじめた。ジオリー院長の思想、治療方針などは、アルツハイマーに大きな影響を与えた。ジオリーもまた、アルツハイマーを高く評価し、先述したように、アウグステ・Dが亡くなったとき、解剖し、取り出した脳を、州立精神病院に保存するのではなく、すぐにアルツハイマーの研究室に送ったのであった。

　さらに、アルツハイマーは、この州立精神病院で、終生の友人となるフランツ・ニッスル（Franz Nissl, 1860-1919）(15) と出会うことになる。アルツハイマーより4歳年長のニッスルは、アルツハイマーより遅れて就職してきたが、きわめて熱心な臨床家であり、また脳研究者でもあり、精神病を大脳皮質病変で説明できるという仮説のもと、その病理学的研究に励み、アルツハイマーに強い影響を与えることになる。ニッスルは動物実験、アルツハイマーは人体病理を主にしたとか、ニッスルは実験室から発想を得て研究し、アルツハイマーは臨床の場から発想を得たとか、この二人の対照的な人物像に関し

第 III 部　アルツハイマー型認知症（アルツハイマー病）

て多くのことが語られるようになったのも，二人が互いに切磋琢磨し，車の両輪のごとく，精神病の神経病理学的研究に邁進した姿のエピソードを示すものであった。のちに，ドイツ精神医学の大御所となったクレペリンが，二人を自らの教室に引き抜き，精神医学教室での研究を任せることになるが，先見の明のあるクレペリンがドイツ全体を見渡して白羽の矢を立てたように，ニッスルとアルツハイマーはドイツの精神医学界で飛び抜けて傑出した若手研究者であったのであろう。

なお，フランクフルト州立精神病院でのアルツハイマーによる研究は，動脈硬化性精神障害（現代でいう血管性認知症）の臨床病理学的研究，進行麻痺脳の病理組織学的研究がよく知られており，それらの研究はその後ずっとその分野のバイブルみたいなものとなった。

19世紀末といえば，ドイツの精神医学界も近代化の夜明けを迎えつつある時期であり，また，後の精神医学界の大御所となるクレペリン（写真3）が，ヴント（Wilhelm Wundt, 1832-1920）のもとで実験心理学の研究に励み，ミュンヘン郡精神病院でグッデン（Bernhard von Gudden, 1824-1886）の指導下で臨床経験を積み，ドルパト大学教授を経て，1891年，ハイデルベルク大学の精神科主任教授になって，ドイツの精神医学界に頭角を現しだした頃である。

クレペリンの野望は大きく，ハイデルベルク大学を精神医学のメッカとすべく，まず1895年にニッスルを，続いて1903年にはアルツハイマーを精神医学教室に招くことにした。しかし，クレペリン自身が，1903年10月，ミュンヘン大学教授に任命され，アルツハイマーもまた一緒にミュンヘン大学に異動することになった。

クレペリンの回想録[16]によると，

「アルツハイマーがハイデルベルクへ移って来る可能性が出てきたことは，この方面で特に喜ばしい展望を開くものとなった。すでにかなり以前に，私はたまたまこの優れた研究者がある精神病院の長に応募しようとしていることを聞いた。そこで私は当時一人の共通の友人を通じて，彼に決してそのようなことをしないで，大学教授のコースに入るように

第6章 アルツハイマー略伝

強く勧めたことがある。残念ながらこの忠告は最初何も成果があがらなかった。精神病院長になるというアルツハイマーの努力が不成功に終わってはじめて、彼は私のところにやってきた。そして私は彼を我々の仲間に入るように動かすことができた」（那須訳による）(17)。

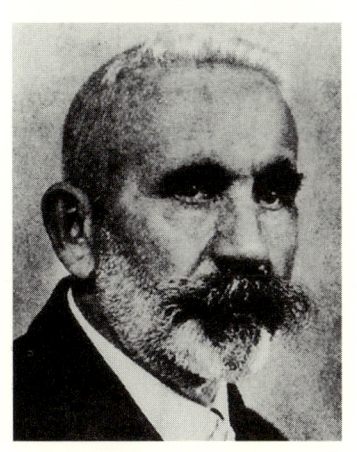

写真3　クレペリン

ミュンヘンに移ってからのアルツハイマーは、自らの研究室で、神経病理学研究を指導し、彼自らも、多くの研究業績をあげた。なかでもっとも光っているのが、本章で述べている初老期発症の認知症患者にみられた特異的な疾病過程の報告で、これが、のちに、彼の名を冠してアルツハイマー病といわれるようになったのである。

アルツハイマーは、しかし、根っからの臨床家であり、また研究者であった。臨床や研究ができることが彼にとっての満足であって、それ以外の、とくに管理的な仕事はまったくの苦手であった。しかし、ミュンヘン大学精神医学教室には中核となる人物がいず、やむをえず、彼は、クレペリンを助けて教室の運営にも力を注がなければならなくなった。アルツハイマーにとっても、臨床・研究一途にやっていくのか、大学の精神医学教室の運営にも関与すべきなのか、その決断に悩むことが多かった。その間のことを、クレペリンの回想録は次のように述べている。

「1906年に私の当時の医長ガウプが教授としてチュービンゲン大学へ招聘された。ミュンヘンにおけるガウプの適当な後継者を探すのが難しかった。私には私の忠実な共同研究者アルツハイマー以外に適当な好ましい人物が頭に浮かばなかった。……私は彼に少なくとも一時的でよいから医長の地位を引き受けてくれないかと頼んだ。しかしそのことは私が彼に要求した大きな犠牲であった。というのは彼は自分の持っている

79

研究の完全な自由を放棄せねばならず，彼はまた一旦引き受けた義務をいい加減に考えることの出来ない人間であったからである。アルツハイマーは重苦しい気持ちで長い間渋った後，適当な時期に再び退くことが出来るという条件の下に同意してくれた。私はそのためその後彼の地位に代わりうる人間を探そうと骨折った。残念ながら私の試みは長い間成果をあげることが出来なかったが，私は，リューディンに，1909年4月1日，医長の地位を任せることに決めた。アルツハイマーはこうして大々的に行っていた彼の研究を再び自由に出来るようになった。しかし，1912年ブレスラウへの招聘が彼にもたらされた時，彼はそれを受けたが，私はそれによって彼が我々の学問に貢献出来る最善のものが失われてしまうのではないかと心から憂慮した。彼は待ち受けていた新しい疲れ，消耗させる仕事にも満足しているように見えた。しかし，彼は，気の毒にも，新しい住まいへの旅の途中，すでに腎臓炎と関節炎を合併した重い伝染性のアンギーナに罹り，長い間回復できなかった。1913年のブレスラウでのドイツ精神科医の会合で私は彼に会った。彼は外見は丈夫そうに見えたが，気分は浮かぬようで元気がなく，暗い予感で将来を見ているようであった。それが我々の最後の出会いとなった。義務をとことんまで果たそうとする努力の中で，彼は自分をいたわろうとすることが出来ず，ますます困難になっていく戦時の事態の中で，新しい役目を次から次へと引き受けていった。彼の病気は見る見る内に悪化していき，この優れた人物と研究者はついに尿毒症で，他の誰よりも彼に適していた，精神病の病理解剖学を我々に贈るという大きな仕事を終えることなく，亡くなってしまった」(同じく，那須訳)[18]。

クレペリンの回想録が書かれたのはもちろんアルツハイマーの死後随分経ってからのことであるが，クレペリンが愛弟子アルツハイマーに対して抱く想いは深く，彼の悲しみは切々と胸に迫る[19]。しかし，ブレスラウ(現在のポーランド南西部にあるブロツワフ)への赴任を惜しんだクレペリン自身にも，当然のことながら，自らの教室の運営のためにアルツハイマーを研究

以外の仕事に就かせたという負い目があったはずである。それはおそらく，クレペリンに終生つきまとった悔いでもあった。

アルツハイマーは，ブレスラウ大学の主任教授を4年務めたのち，1915年12月19日，尿毒症，腎不全のために，51歳の生涯を閉じた。あまりにも早すぎた死であった。

3. アルツハイマー病の命名とそれをめぐる医学史上の論争

アルツハイマーは，1907年に第1例の抄録を発表して以来，他にも同様の症例があることを知り，その4例を集めて，弟子のペルシーニにまとめさせたことはすでに述べたが，同じくアルツハイマー門下のイタリアの医師ボンフィリオ(Bonfiglio F)が，1908年イタリアでの1例を報告した。さらに，1911年，アルツハイマー自身が，オリジナルの第1例に新たな1例を加えて，「老年期の特異な疾患例について」という論文を発表した[20]。このようにアルツハイマーが最初の報告をして以来，ドイツ以外の欧米諸国からも含めて，類似の症例が報告されてきた。1912年，アメリカのフラー(Fuller SC)が，「アルツハイマー病」と題して，それまでの報告例のレビューを行ったが[21]，そこでは，それまでに12例の同様の症例がみられたとしている。

一方，クレペリンは，個々の論文を書くことよりは，精神医学教科書を書き，それを改訂しながら，その中にそれまでに得られた多くの新知見や自らの経験を盛り込んでいくことに力を注ぎだし，それを自らのライフワークとしていた。クレペリンは，1883年，弱冠27歳の時，まず『精神医学提要』(Konpendium der Psychiatrie)を刊行，続いて，『精神医学教科書』(Lehrbuch der Psychiatrie)の名に変えて，1887年に第2版，1889年に第3版，1893年に第4版，1896年に第5版，1899年に第6版(2巻本)，1903/04年に第7版(2巻本)，1909年から15年までに第8版(4巻本)を出版していくことになる。『精神医学教科書』は，30年以上にわたって書きつがれてきたクレペリン最高の業績であり，そこに記載された精神疾患の分類や概念，あるいは症状や経過

の観察が現代精神医学の基礎となっていったことはよく知られている。

　さて，その第8版の第2巻が1910年に刊行され，そこで，老年期の精神障害が扱われたが，その中で，アルツハイマーが報告した症例，および類似の症例をまとめ，臨床症状においても脳病理所見においても特徴があり，その特徴をもって他の疾患とは区別できる独立した疾患であるとし，それをアルツハイマー病と命名した。そして，「アルツハイマー病の臨床的意義はいまなお明らかでない。病理所見は老年認知症のきわめて高度のタイプと同じであることを示しているが，2, 3の点で，老年認知症と合致しない。とくにこの疾患は，40代の後半に発症しうることがある。この疾患が多少とも年齢と関連しているとするならば，このような症例を少なくとも早発性老化という言葉で記述してもよいであろう」と述べた。かくして，初老期発症の認知性疾患という意味で，アルツハイマー病は独立したひとつの疾患として認知されることになった。

　爾来，現在に至るまで，アルツハイマー病概念は続いているが，しかし，最近の研究によって，いわゆる老年認知症（かつては，老年痴呆）も初老期発症のアルツハイマー病も同一の疾患であるという認識がもたれるようになってきた[22]。その認識と並行して，では，クレペリンは，なぜアルツハイマー病を老年認知症とは異なった独立疾患としたのかという議論が起こってきた。別な言い方をすれば，アルツハイマー病という命名はクレペリンのミス・ネーミングだったのではないかという疑念である。1980年代後半のことで，アマドゥッチ（Amaducci LA）やビーチ（Beach TG）らがその論議の先鞭をつけた[23]。

　その論議の主要なテーマは，クレペリンが1910年の『精神医学教科書，第8版』において，初めてアルツハイマー病の命名を提唱したときには，同様の症例は5例しか知られていず，しかもクレペリン自身の経験もまだ不十分であった時期に，なぜそれほど急いで命名しなければならなかったのかという，いわゆる「クレペリンの急ぎ過ぎた命名」であった。クレペリン自身が再三強調するように，彼の『精神医学教科書』の基本は自分自身の経験を元

にした概念の提唱であり分類方法であったから，なおさらこのような疑念が生じてきたのである。

アマドゥッチやビーチらは，その理由として，以下の3点を挙げている。

1つは，クレペリン率いるミュンヘン派とピック（Arnold Pick, 1851-1924）を統帥とするプラハ派とのプライオリティ争いである。両派の神経病理学的研究は当時のヨーロッパでは群を抜いており，両者の対抗意識や功績争いには熾烈なものがあった。もし，初老期認知症と老年認知症が老人斑と神経原線維変化をもって同一の疾患とするならば，神経原線維変化を最初に記載したアルツハイマーよりは，老人斑の研究では当代随一の業績を挙げていた，ピック門下のフィッシャー（Otto Fischer）の方に軍配があがる可能性が高かった。その当時，老年認知症は「フィッシャー病」ともいわれていたのである。したがって，クレペリンにとっては，「フィッシャー病」ではない，「アルツハイマー病」を提唱することによって，プラハのピックに対抗せざるをえない状況があった。クレペリンの威信にかかわることだったのである。

第2は，クレペリンとフロイトとの対立に起因する問題であるという（Beach）。クレペリンは，脳器質論の代表的な精神医学者で，すべての精神病を脳の器質的変化によって説明できるという立場に立ち，一方，フロイトは，精神病の原因を脳の病気ではなく，心理的な背景に求めることを主張していた。したがって，フロイト的な考えを排除するためにも，クレペリンは，進行麻痺のように精神病を脳の器質的変化で説明できる独立した疾患を見出すことに力を注いでいたのである。そのような時，アルツハイマー病の提唱は，フロイトの説に反論するための好例になると考えたのである。

第3は，19世紀の特徴でもあり，またクレペリンの考え方の基本でもある，疾患概念における発症年齢の重視である。とくに，クレペリンの精神疾患分類において，経過とともに，発症年齢は重要な要因であった。高齢者の精神医学において，老年期と初老期（退行期）という年代の区切りは鍵概念のひとつであったといってもよい。アルツハイマー病の症例にみる初老期発症が，クレペリンにとって，きわめて印象深く映ったといっても過言ではない。

確かに，クレペリンとピックとの確執やライバル意識，あるいはクレペリンとフロイトとの対立など状況証拠としては存在していたことには筆者にも異論はないが，しかし，そのような状況がアルツハイマー病の概念提唱や命名に影響したとするのは，いささかうがちすぎという感じがしないでもない。少なくとも，そのような影響を思わせるような証拠を筆者はみることはできない。

やはり，オーソドックスな見方とはいえ，アルツハイマー病の命名に関しては，クレペリンとアルツハイマーとの人間関係にその理由を求めるのがもっとも妥当ではないかと筆者は考える。アルツハイマーを深く信頼しているクレペリンは，自らの経験が少なかったとはいえ，アルツハイマーが「特異な疾患過程」によるというからには，それを正しいとすることには躊躇しなかったのではあるまいか。クレペリンにとっては，アルツハイマーの臨床経験は自分自身の経験そのものであった。この師弟の間に生まれた信頼感こそが，アルツハイマー病概念とその命名の誕生にとって大きな動力となったのである。

エピローグ

アルツハイマーが，ブレスラウ大学精神科の医局員と一緒に写った写真が残っている（写真4）[24]。丸顔で小太りの堂々とした体躯のアルツハイマーは，白衣姿のせいか，心なし小さくなったように感じるが，しかし，腕を組み，姿勢を上向きにして，昂然としているかのようにみえる。実際は，病はすでに彼の体を蝕み，余命いくばくもなかったのである。

クレペリンが後悔したように，アルツハイマーのブレスラウ行きは，精神医学という学問にとって，不幸な事態だったのかもしれない。すでに述べたように，クレペリンは，すべての医師がオールラウンドに何でもこなせればよいとは思わなかった。それぞれの適材適所があると思い，アルツハイマーには，ただひたすらに臨床と研究だけをやっていればよいと願っていたふし

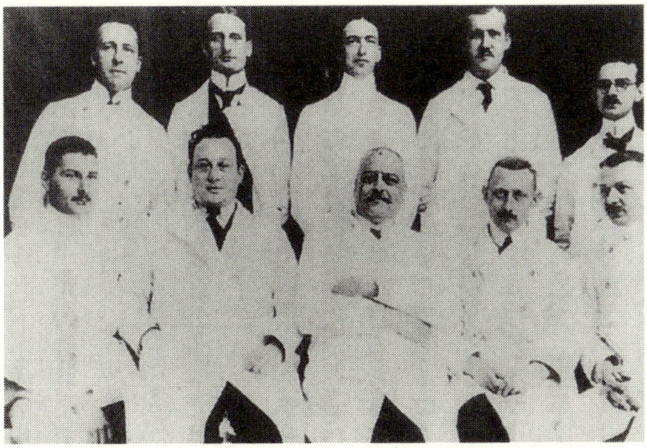

がある。そして，クレペリンのアルツハイマーへの追悼文とも思われる論考に出てくる言葉であるが，「精神病の大脳皮質病変」を明らかにすることが精神医学研究の最大の目標であり，それをやり遂げてくれる人はアル

写真4　アルツハイマー（前列中央）と医局員

ツハイマーとニッスルを措いてほかにないと信じていた。したがって，アルツハイマーの死によって，その夢が叶えられなくなったことはクレペリンにとって大きな痛手であった。ブレスラウに行かせなければよかったというクレペリンの悔いは大きい。

　一方，アルツハイマー自身はどう考えたのであろうか。

　ブレスラウという遠隔の地であっても，あるいは教室の運営などの諸雑事が重なるにしても，一国一城のあるじになる夢を捨て難かったアルツハイマーの心中には，なにがしかの苦悩があったはずである。精神病院長の職を求め，それが叶わなくなって初めてハイデルベルクのクレペリンの元へ移ったという事実のなかに，あるいは，ジオリー院長やニッスルとともに過ごしたフランクフルト州立精神病院での14年間の生活のなかに，アルツハイマーの本質がひそんでいるように筆者には思われるからである。

　アルツハイマーは，本質的には，大学人というよりは，むしろ臨床家であり，あるいは，臨床を基礎にした神経病理学者であった。もとより，精神病の大脳皮質病変の解明への思いはクレペリン以上のものがあったが，それもあくまでも患者中心のものであった。したがって，アルツハイマーは，臨床，研究の両面において，大学よりは精神病院の方がはるかに自分には適していると思っていたのではないだろうか。

　だとすれば，クレペリンの愛顧を受け，アルツハイマー病という命名まで

第III部　アルツハイマー型認知症（アルツハイマー病）

してもらい，ついには大学精神医学教室の主任教授にまで昇進することができたとしても，かつて精神病院を離れ，ハイデルベルク大学へ異動した際にあれこれとなやんだ悩みは，ブレスラウ大学まで，いや彼の早すぎた死に至るまで，引きずられていたのかもしれない。

文献と注

（1）もっとも，最近の医学では，人名による疾患命名は避けられる方向にある。なお，本邦では，かつては人名による疾患名を「……氏病」と称するのが普通であったが，私見によれば，戦後，おそらく昭和30年代より，「氏」を省くようになった。もちろん，その方がよい。

（2）松下正明：アルツハイマー病研究の源流．神経精神薬理 13：669-679，1991．
　　松下正明：アルツハイマー病の100年．臨床精神医学 28：1611-1617，1999．
　　松下正明：アルツハイマー病とは．脳の科学（2000年増刊号）：13-18，2000．
　　松下正明：アルツハイマー病の歴史．三好功峰，小阪憲司編：臨床精神医学講座 S9　アルツハイマー病．東京：中山書店，2000，pp 5-15．

（3）松下正明：アウグステ・D夫人との出会い，Cara Cara 2：7，2000．
　　『Cara Cara』という雑誌は，製薬会社の（株）エーザイがスポンサーで出していた季刊誌で，現在はすでに廃刊となって，手に入れることは難しい。

（4）後述するように，アルツハイマーの，ブレスラウ大学への赴任途次での病気を心臓の発作としたのは私の勘違いである。私は，ずっと彼は心臓の病気で倒れたと思いこんでいたが，今回，再度，資料を読み直していたら，そうではなくて，扁桃腺炎による敗血症ということだった。熱にうなされての回想とでもしていればよかったのかもしれない。

（5）Alzheimer A: Über einen eigenartigen schweren Erkrankungsprozess der Hirnrinde. Neurologisches Centralblatt 25：1134, 1906.

（6）後世，1906年のこの雑誌での報告を最初の記載とする人が多いが，それは間違いであろう。タイトルのみで内容が欠けているものを原著論文として扱うのはおかしいのではあるまいか。

（7）意味するところはそれほどの違いはないが，しかし，文言としての題名がなぜ変更になったのか，検討してみる必要がある。タイトルなどの文章にそう拘らなかった時代的なおおらかな雰囲気によるというのが実状かもしれない。

（8）Alzheimer A: Über eine eigenartigen Erkrankung der Hirnrinde. Allg Z Psuchiat 64：146-148, 1907.

（9）症例報告のオリジナルをどこに求めるかという問題は医学の世界ではつねにつきまとう。一般的にいえば，フルペーパーの刊行をもってするのが通常であるが，学会発表の抄録がそれにあたる場合も少なくない。しかし，（6）で述べたように，内容の記述を伴わないタイトルだけの記述では，オリジナリティとは見なされないのが一

第6章　アルツハイマー略伝

般である。
(10) Perusini G: Über klinisch und histologisch eigenartige psychische Erkrankungen des späteren Lebensalters. Nissl & Alzheimer's Histologische und Histopathologische Arbeiten 3:297-358, 1910. なお，イタリアでは，今でも，アルツハイマー病のことをアルツハイマー・ペルシーニ病と称しているらしい。
(11) アルツハイマーの略伝，追悼文として，師であるクレペリン，先輩のニッスル，後輩のガウプ，シュピールマイヤー，あるいは後代のマイヤーなどによる文章があり，彼の業績やあまりにも早すぎた彼の死への哀悼などが語られている。これらの文献についてはあまりにも専門にわたりすぎるのでここでは省くが，本格的な伝記として，最近，マウレルの著書が刊行された。

　Maurer K & Maurer U: Alzheimer. Das Leben eines Arztes und die Karriere einer Krankheit. München: Piper, 1998.
　なお，本邦での紹介としては以下のものがある。
　池田和彦：アルツハイマーの生家．ミクロスコピア 10：232-237，1993.
　池田和彦：アロイス・アルツハイマーの生涯．ミクロスコピア 11：2-11，1994.
　猪瀬正：Alzheimer, Alois 臨床神経病理学の創始者．松下正明編：精神医学を築いた人びと（上）．東京：ワールドプランニング，1991, pp 177-192.
(12) 池田和彦：前掲論考（1993）
(13) 写真は，Bressler J (ed): Deutsche Heil- und Pflegeanstalten für Psychischkranke in Wort und Bild. 1 Band, Halle: Carl Marhold, 1910, pp 206-213 より引用。
(14) 時代の感覚を掴むためには，日本の時代と比べるのが役立つ。1887 年は，明治 20 年。日本の精神医学の祖といわれる呉秀三は，1865 年生まれ。1890 年に帝国大学を卒業し，精神科医となっている。アルツハイマーは，呉秀三より，年齢としては 1 歳年長，医師としては 3 年上になる。しかし，両人は，ほぼ同世代といってよいだろう。
(15) ニッスルは，のちに，クレペリンの後を継いで，ハイデルベルク大学精神医学講座の主任教授となった。そこで，優秀な精神科医を育てたが，なかでもよく知られているのは，ヤスパース (Karl Jaspers, 1883-1969) である。ヤスパースが自らの伝記『哲学的自伝』で，ニッスルの卓越した人物像を描いている。
(16) クレペリンが回想録を残していることは，彼の死（1926 年）後，早くより知れ渡っていたが，1983 年になってやっと遺族の許可が得られ，日の目をみることになった。

　Kraepelin E: Lebenserinnerungen. Berlin: Springer, 1983.（那須弘之訳：エーミール・クレペリン　回想録——精神医学への道，岡山：私家本，1991）。なお，回想録は，2006 年，影山任佐による翻訳本も刊行された（影山任佐訳：クレペリン回想録，東京：日本評論社）が，ここでは那須訳に従う。
(17) 同上，翻訳書，p 121.
(18) 同上，翻訳書，pp 168-169.
(19) クレペリンは，自分の精神医学教室の研究室に優れた研究者を招き，研究を自由に行わせた。臨床や教育，あるいは臨床研究はクレペリン自らがリーダーシップをと

第III部　アルツハイマー型認知症（アルツハイマー病）

って行うが，生物学的研究に関しては，その専門家に委ねるという，ある種の役割分担を行った。研究室に集まったなかでの俊秀は，これまでに繰り返し述べてきたニッスルとアルツハイマーであったが，さらにもう一人は，脳地図で有名なブロードマン (Korbinian Brodmann, 1868-1918)（写真5）である。いわゆる，筆者が名づけた「クレペリン門下，三羽烏」である。この3人に対する評価の高さ，あるいは尊敬の念は，クレペリンの回想録にしばしば記述されている。しかも，3人とも，早世してしまい，師であるクレペリンはあとに残されることになる。この3人の業績と彼らへの想いは，クレペリンの次の論考に詳しい。クレペリンの文体は哀切きわまりなく，読む者の心を揺さぶる。筆者は，この論考を若い精神科医，とくに研究を目指す人たちに，必読文献として，読むことを推奨している。

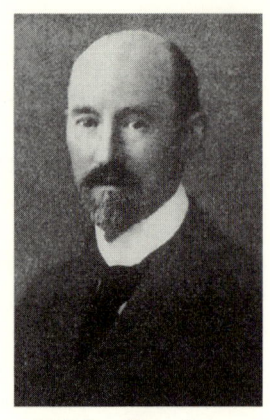

写真5　ブロードマン

　　Kraepelin E: Lebensschicksale deutscher Forscher. Alzheimer, Brodmann, Nissl. München med. Wschrft 67:75-78, 1920.
(20) Alzheimer A: Über eigenartigen Krankheitsfälle des späteren Alters. Allg Z Neurol Psychiat 4:356-385, 1911.
(21) Fuller SC: Alzheimer's disease (senium praecox): the report of a case and review of published cases. J Nerv Ment Dis 39:440-536, 1912.
(22) しかし，この説に異論がないわけではない。筆者自身は，臨床像，病理像にいくつか相違点もあり，老年認知症とアルツハイマー病は区別した方がよいという立場に立っている。
(23) Amaducci LA, Rocca WA, Schoenberg BS: Origin of the distinction between Alzheimer's disease and senile dementia: How history can clarify nosology? Neurology 36:1497-1499, 1986.
　　Beach TG: The history of Alzheimer's disease: Three debates. J Hist Med all Sci 42:327-349, 1987.
(24) 池田和彦：アロイス・アルツハイマーの生涯．ミクロスコピア 11：2-11，1994．

第7章　アルツハイマー病の発見をめぐって
──アルツハイマー病の歴史のなかで──

　1906年 Alois Alzheimer（1864-1915）がアルツハイマー病の最初の症例報告をしてから2006年がちょうど100年目にあたり国内外で各種の記念事業が行われたが，筆者はすでにそのことを予告して，1990年代初めより，アルツハイマー病概念の歴史について言及し[14]，1999年には，「アルツハイマー病の100年」と題した論考を公刊[15]，さらには2000年にはいくつかの関連した論考を公けにした[16][17][18]。また，2006年6月に開催された第21回日本老年精神医学会でのシンポジウム「アルツハイマー病100年の回顧と課題」でも，同様の歴史的考察を加えた。

　これらの論考や講演での主張の根幹には，アルツハイマー病概念の歴史を辿ることは，それは単に回顧趣味で行うのではなく，アルツハイマー病の歴史そのものへの興味に加えて，精神疾患とは何か，疾患概念の成立にあたってどのようなことが問題となるのか，老年期の認知症疾患とは何かなどを考えるうえで，貴重なモデルとなるという私の考えがある。先の論考[15]で述べた文章を再録すると，「20世紀はまた，アルツハイマー病で始まり，アルツハイマー病で終わった世紀でもあった。アルツハイマー病の臨床と研究の歴史は，いろいろな意味からいっても，20世紀の精神医学の発展と挫折を象徴しているかのように思える」。

　本章でも，同様の立場から，アルツハイマー病100年の歴史のなかの一齣である，アルツハイマー病の発見とその後数年の間に生じた経緯についての歴史的展望を行う。これまでの論考等と重複することも少なくないが，できるだけこれまでにあまり論じてこなかったことについて詳しく触れることにしたい。

第III部　アルツハイマー型認知症（アルツハイマー病）

1. アルツハイマー病症例の発見

1906年11月3日，Tübingenで開催されていた第37回南西ドイツ精神医学会で，ミュンヘン大学精神科のAlzheimer Aは，「大脳皮質の重篤で特異な疾病過程について（Über einen eigenartigen schweren Erkrankungsprozess der Hirnrinde）」[1]という題の1剖検例を報告した。2日間にわたっての学会の初日は午後2時45分から始まり午後6時に終了したが，Alzheimerの発表は初日の第2演題であった。座長はフライブルク大学のHoche AE教授（1865-1943），出席した精神科医は88名であった[9]。そして，Alzheimerの発表に対しては，討議，付議はなかったと記録されている。

しかし，その学会でAlzheimerがどのような臨床・病理所見をもった症例を報告したのか，そのことが広く知られるにはしばらくの時間的猶予が必要であった。しかも，その記録のあり方にいささか問題があり，後世それを引用する人たちを混乱に陥れてしまった。その間の経緯をここで正確に辿ってみたい。

まず，同年，学会発表や論文の抄録を主として掲載するNeurologisches Centralblatt（Mendel Eがその主幹なので，MendelのCentralblattと称される）の12月1日号に，その南西ドイツ精神医学会の記録がLevi Hによる紹介記事として掲載され（1129～1136頁），そのなかの1134頁にAlzheimerの演題が記され[1]，この学会でAlzheimerによる報告がなされたことが公式に初めて記録されることになった。しかし，残念なことに，MendelのCentralblattではタイトルだけで，内容は「抄録なし」として記述されなかった。

翌年の1907年，おそらく1～3月の頃と思われるが（雑誌は隔月刊行で，その巻の第1号であることからの推測），当時のドイツにおける代表的な精神医学雑誌に，Tübingen大学のFinckh Jによる南西ドイツ精神医学会の詳細な紹介が掲載され[10]，そのなかで2頁ほどの抄録として，上記学会時におけるAlzheimerの報告例の臨床と病理所見が記述された[2]。Alzheimer自身の筆に

第 7 章　アルツハイマー病の発見をめぐって

よる抄録と記載されているが，ここで初めて後にアルツハイマー病の最初の報告例とされることになる症例の臨床と脳病理の具体的な内容が明らかになった。しかし，ここではごく簡単な病歴と脳病理所見が述べられているにすぎず，病理所見の写真や図譜が付されることもなかった。

さらに，同年，主幹の名をとって Gaupp R の Centralblatt と称されている雑誌の 3 月 1 日号に，同じく Finckh による第 37 回南西ドイツ精神医学会の紹介が掲載され[9]，その一部に，Alzheimer による抄録が掲載されることになる[3]。しかし，それは，Allgemeine Zeitschrift 誌に掲載された抄録[2] と題名も内容もまったく同一のものであった。つまり，1907 年のほぼ同時期，完全に同一の論文が異なった精神医学の専門雑誌に掲載されることになったのである[2][3]。

かくして，Alzheimer のオリジナルの発表ないし論文をどれに求めるべきかという議論，あるいは混乱が生じることになったのである。2006 年をもって 100 年記念とする人は学会発表の時期をもってオリジナルの発表時期としているが，症例の臨床と病理が明らかとなった抄録や論文の刊行をもって基準とするならば，2007 年が 100 年となるということになる。筆者は，現在の学会での慣習からいっても，症例の内容が文章化される抄録や論文をもってオリジナルの発表とするべきで，そうであれば，1907 年の抄録，とりわけ学会全体の記述に詳しい Allgemeine Zeitschrift の論文[2] の方をもって，アルツハイマー病の最初の報告例とすべきであると考えている[15][16][18]。

しかし，すでに述べたように，1907 年の報告は抄録の域を出ず，簡単な記述に過ぎなかった。そして，この症例の詳細がさらに明らかになったのは，1910 年の Perusini G の報告[20] によってであった。当時ミュンヘン大学精神科の神経病理研究室にイタリアから留学していた Perusini が，指導者の Alzheimer の指示により，1906 年に報告された症例とその後の類似の症例を加えた計 4 例をまとめて報告することになった。その 4 例のなかの第 1 例が Alzheimer 自身が最初に学会報告した症例であり，この論文で初めて，その症例が，Auguste D という名前の女性であることが明らかとなったのである（周

91

知のように，Auguste D の肖像や Alzheimer 自筆による病歴，あるいは当時の標本等が明らかにされるようになったのは，はるか後世の 1990 年代であった[6][12][19]）。

さらに，1911 年，その後のアルツハイマー病の歴史で論議を招くことになる Alzheimer による第 2 例の詳細な報告[4]が刊行されることになった。

そして，その 1 年前の 1910 年，Alzheimer の師匠である Kraepelin E は，彼のライフワークである『精神医学教科書，第 8 版』第 2 巻で[13]，Auguste D と類似の症例をアルツハイマー病と命名し，それの同義語として早発性老化（Senium preacox）という言葉を提唱したのである。

爾来，初老期認知症としてのアルツハイマー病という疾患概念が，ドイツのみならず全世界に遍く知れ渡るようになったのである。

しかし，Alzheimer 自身は，いわゆるアルツハイマー病とされた特異な疾患群をどのように考えていたのか，1906 年から 1911 年までの Alzheimer の考えはどうであったのか。その間の Alzheimer の思想の変遷を辿ることはアルツハイマー病の歴史上きわめて重要であるが，それについては後述するとして，まずは，Auguste D の臨床と脳病理所見を簡単に記しておかねばならない。

2. Auguste D

よく知られている症例なので，ここでは略述するに留めるが，Alzheimer[2][3] や Perusini[20] を参照してまとめると，以下の通りである。

死亡時 55 歳の女性。51 歳頃より，夫に対して嫉妬深くなり，被害妄想も出現。それとともに，徐々にもの忘れや見当識障害がみられるようになり，家事も困難となって，1901 年 11 月 26 日，フランクフルト州立精神病院に入院となった。当時在籍していた Alzheimer 自身が担当医となった。入院時，困惑して，状況の認識ができない状態。問診の結果，著明な記銘力障害があり，言語了解も悪い。他にも，錯語，失書，失行，失認，保続が認められ，また妄想や幻聴もみられた。このような認知症がその後の入院経過でよりいっそ

第 7 章　アルツハイマー病の発見をめぐって

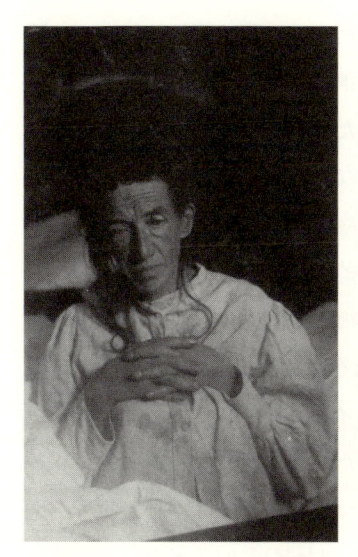

写真 1　Auguste D の肖像

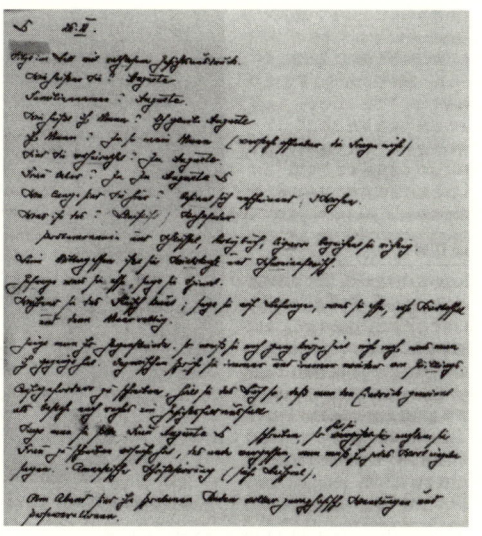

写真 2　Alzheimer 自身の筆による Auguste D の病歴

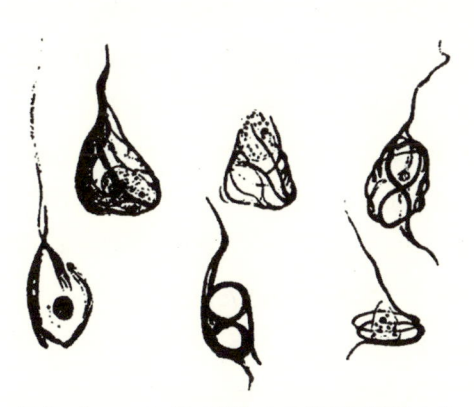

図 1　Auguste D の脳にみる神経原線維変化

う進行し,最後は高度の認知症状態となり,1906年4月8日に死亡となった。

剖検によって明らかとなった脳の所見は,肉眼的に脳は著しく萎縮し,顕微鏡でみると,大脳皮質の多くの神経細胞は消失し,全大脳皮質に老人斑がみられた。また,その所見に加えて,残存した神経細胞内に,ビールショフスキー染色で嗜銀性に染まる太い線維が束になり,さらに渦巻状になっている物質が貯留している所見がみられた。この嗜銀性の沈着物はこれまでに報告されたことはなく,本症例にみられた特異的病理像と判断された。

Auguste D の臨床,および脳病理所見の詳細はオリジナルの論文 [2][3][20] に譲るとして,本報告に関して,2,3のことを指摘しておきたい。

まずは,Auguste D 例が,その後のアルツハイマー病の歴史のなかで結実してくるアルツハイマー病概念の典型例であったことは改めて強調しておく必要がある。典型例という意味は,アルツハイマー病の臨床は,記憶障害,見当識障害,高次精神機能障害(失語,失行,失認など),幻覚妄想などの精神症状,およびその進行の早さ,急速に高度の認知症状態に至ることを特徴とし,脳病理では,大脳皮質における神経細胞の消失,老人斑,神経原線維変化の3大病変を基本とするとされているが,Auguste D 例は,そのように定義されるアルツハイマー病概念にすべて合致する症例であったということである。オリジナルの症例が典型例であったことの指摘は強調されるまでもないかもしれないが,病初より嫉妬妄想や幻聴などの狭義の精神症状がみられていることもまた典型例にふさわしいことを現代の臨床家は必ずしも認識していないようなのであえて指摘しておきたい。

Alzheimer や Nissl F (1860-1919) が長く勤務したフランクフルト州立精神病院の時の院長であった Sioli E (1852-1922) は非常に優れた指導者で,Alzheimer も深く信頼し,高く評価した精神科医であったといわれているが,Auguste D が亡くなったとき,すぐに Alzheimer に連絡し,解剖した脳をミュンヘン大学へ送ることを決心したのは院長の Sioli であったことも忘れてはならないだろう。歴史記述に「もし」という言葉はないが,もし Sioli がいなかったら,Auguste D が解剖にふせられたかどうかあやしく,アルツハイマー

病の発見はさらに遅れたことになり，また，別な学者の名が付せられたかもしれないからである。

　しかし，もっとも強調されるべきは，Alzheimer による特異な病変（神経原線維変化）の発見は，Bielschowsky M（1869-1940）が 1903 年に開発したいわゆるビールショフスキー嗜銀法という神経細胞内の物質を染め出す染色法[8]を用いることによってより精細に可能となったことである（さらにいえば，Nissl による神経細胞を染めるニッスル染色法の開発なども含めてもよいのかもしれない）。「技術の開発が新しい知を生み出す」という科学の分野でしばしばみられる現象がアルツハイマー病の発見においても例外ではなかった。

3. Alzheimer の考え方の変遷

　さて，先に指摘した，Alzheimer が 1906 年に学会報告してから，1910 年にアルツハイマー病という疾患単位が提唱され，その 1 年後に，Alzheimer 自身がアルツハイマー病と見なす第 2 例について詳細な報告をするまで，Alzheimer 自らの心中に去来したものは何であったのかという問題意識を提起し，そのことを論じてみたい。

　もっとも注目されるのは，学会発表時のタイトルと翌年の雑誌に掲載された抄録論文のタイトルとが微妙に異なっていることである。まず，Alzheimer の学会発表時の目的が，大脳皮質の特異な病変，つまり，後に「アルツハイマー神経原線維変化」と称されることになる病変の記述であったことは，その演題名から推測されることである。そこでの Erkrankungsprozess は直訳すれば「疾病過程」となり，その正確な意味ははっきりしないが，おそらく当時の言葉遣いからすれば現代でいう「病変」に相当する用語であったと思われ，もしそうであれば，これまでに記述されることのなかった大脳皮質の組織像の新所見であることを eigenartig という言葉で表現して，「特異な大脳皮質の病変」を報告するのを主旨としたのである。つまり，1906 年の学会報告は，主眼は大脳皮質の病変といういわば神経病理学的報告であった。

しかし，数ヵ月の間をおいて刊行された抄録では，「特異な大脳皮質の病的状態について（Über eine eigenartige Erkrankung der Hirnrinde）」となり，学会発表時のタイトルとは微妙に異なることになる。ErkrankungsprozessとErkrankungとの言葉の用い方に違いがあったのかどうか，Alzheimer自らがその違いを意識して用いたのかどうかは知る由もないが，筆者はその違いを使い分けたのではないかと推測し，したがってそのタイトルの微妙な差異に注目すべきではないかというのが筆者の考えである。

つまり，当初は神経病理学上の特異な病変の学会報告であったのが，抄録として文章化されるときには，特異な大脳皮質病変をもった疾病とするほどにAlzheimerの問題意識が拡大してきたのではないだろうかと推測されるのである。なんとなれば，Alzheimerは，この抄録の最後のパラグラフで以下のように記しているからである。

「概していえば，われわれはこの報告で，ひとつの特異な病変（einen eigenartigen Krankheitsprozess）を明白に示したことになる。しかし，最近，このような特異な病変を多数の例（in grösserer Anzahl）で確認しており，したがって，この観察はおそらく次のようなことを示唆しているに違いない。つまり，ある臨床的に不明確な症例（klinisch unklaren Krankheitsfall）を，あらゆる苦労をしながら既知の疾患群（der uns bekannten Krankheitsgruppen）のなかに位置づけることに満足すべきでないということを。実際には，精神医学教科書が示しているよりはるかに多くの精神疾患（psychische Krankheiten）が存在していることは疑いないことである。今後，多くのこのような症例において，死後の組織学的検索によってその症例の特殊性が確立されることになるであろう。そしてその特殊性を確立したのち，しかしまた徐々にではあるが，精神医学教科書にみる大きな精神疾患群から個々の疾患を臨床的に分離し，それ自身を臨床的により明確に区分けして位置づけることになるであろう」。Alzheimerは，この特異な病変をもった症例を従来の精神疾患に当てはめようと努力することより，それを新しい疾患として捉えることの方がよい。しかし，それを従来にない新しい精神疾患とするには，特異な病理像だけでな

第 7 章　アルツハイマー病の発見をめぐって

く，臨床的にも他の精神疾患と異なることを明確にしなければならず，これは今後に残された課題であるとしたのであった。

このような主張が，前年度の第37回南西ドイツ精神医学会でもなされたと文献上 [9] [10] は読み取れるが，ほんとうにそうであったのかどうか，前述したように学会発表時のタイトルが微妙に異なっていることからいえば，疑問なしとしない。筆者の推測では，学会発表時，討議なし（Keine Diskussion）とされており，参加者の名だたる教授たち（前述した88名の出席者の全員の氏名が記録に残されている）や座長のHocheの反応がなかったということからみて，Alzheimerがひとつの新しい疾患単位の可能性を示唆したとは考えにくい。学会発表から抄録刊行までの間に，Alzheimer自身のなかで考え方がより発展し，上記のような結論の文章になったと考える方が，タイトル変化の理由としては納得がいくように思える。

では，何故，Alzheimerの考え方に変化が生じたのであろうか。その理由についてはもちろん明らかではない。上述した文章によれば，特異な脳病変をもった症例が多数みられるようになったことを挙げているが，学会発表後からの数ヵ月の間でのことであれば，その理由はにわかに信じがたい。後述するように，その後の経緯をみると，新しい疾患概念の示唆にあたっては，師のKraepelinからの何らかの示唆があったのではないかと筆者は推測している。

Alzheimerの，特異な病変をもった症例が臨床的にも他の精神疾患と異なるならば，新しい精神疾患と見なしてもよいという姿勢は，彼の弟子であるPerusiniの1910年の論文 [20] でより明確になる。そして，そのタイトル「臨床的，組織学的に特異な老年期の精神的病的状態について（Über klinisch und histologisch eigenartige psychische Erkrankungen des späteren Lebensalters）」が示すように，老年期の特異な精神上の病的状態を提唱することになった。検索した症例は4例で，Auguste D（初発年齢51歳，以下同じ）の他に，第2例（男性，40歳），第3例（女性，60歳），第4例（男性，63？歳）であった。そして，Perusiniは，この主として神経病理学的所見の考察に力を注いでいる長文の

論文の最後の結論として，以下のように述べている．

「われわれの症例の少なくとも3例では特異な病像がみられた．これらの症例では解剖学的には広汎な大脳皮質の萎縮が特徴で，そこでは，著しい神経細胞脱落，神経細胞の特異な神経原線維変化，線維性グリアの著明な増加，無数の桿状グリアの出現，大脳皮質における斑状の特徴的な代謝産物の貯留，血管の軽度増殖，神経細胞内のリポイド物質の貯留がみられた．この病理変化は「老年痴呆」における変化と深い関係にあることを想起させる．しかし，一部は初老期疾患と関連しているものの，これらの症例での変化は非常に高度である．また，臨床的にも，症例は特異的であった．多彩な気分障害や精神病状態に加えて，非常に早い時期からの高度の記憶障害と急激な知能低下が目立った．その間発作がなくても，ある限局した大脳皮質領域がとくに侵されていることを示すような症状（巣症状）が出現することもあった．さらに症例を集め，この疾患型（Krankheitesform）の症候像と組織学的変化を十分に明確化し，とくにこれらの症例が病因的に初老期と関係し得るかどうかを確定するために，さらなる研究が必要である」[20]．ここでは，タイトルは病的状態（Erkrankung）であったが，文中では，疾患型（Krankheitsform）としていることに注目しておきたい．

4.「アルツハイマー病」の提唱

すでに，述べたように，1910年，Alzheimerの師匠であるKraepelinは，『精神医学教科書，第8版』第2巻で[13]，初老期に発症し，神経原線維変化に加えて「老年痴呆」の病理像を呈している疾患をアルツハイマー病（Alzheimersche Krankheit）と命名し，それの同義語として早発性老化（Senium preacox）という言葉を提唱した．

『精神医学教科書，第8版』によると，「アルツハイマー病」の特徴は，臨床的には，病初期から，記憶障害，思考貧困，錯乱，人物誤認，幻覚妄想がみられ，さらに，不穏，多弁，独語，不潔などの症状も出現，徐々に疾患は

進行し，ついには状況の認識ができず，高度の認知症状態に至る。巣症状も目立ち，失象徴，失行のほかに，著明な言語障害（失語）がみられるのが特徴である。錯語，保続現象があり，最後には，言葉は失われ，言語理解も喪失してしまう。また，全身の筋強直も認められる。

病理学的所見としては，著明な脳萎縮があり，組織学的には，神経細胞の高度の消失，残存した神経細胞内の嗜銀性の線維束（神経原線維変化）と多数の老人斑が特徴的である。

そして，Kraepelin は，「アルツハイマー病」の意義として，病理所見は「老年痴呆」の重症型に属しているが，臨床的には，発症は「老年痴呆」よりは若く，40 代の人もいる。したがって，本症の基本は，「早発性老化」であることを強調し，加齢と関係のない特異な疾患過程があるとしたのである。

1906 年に最初の症例が報告され，同時期の Perusini の論文でも 4 例を数えるほどの稀な症例に関して，Kraepelin は何故早々と「アルツハイマー病」と命名することをしたのか，それは早すぎた命名ではなかったのかという論議が 20 世紀末に引き起こされることになる[5][7]。その経緯，また，早すぎた命名に関しては，Kraepelin 率いるところのミュンヘン学派と Pick A を統帥とするプラハ学派との先陣争いがあり，「老年痴呆」に関して当時最高の研究者であった Pick の弟子の Fischer O（1876-1942）（その当時，「老年痴呆」はフィッシャー病と称されていた！）への対抗意識，それと Freud S への対抗心として器質性精神疾患の存在のアッピール，などが理由となったことなどの論議については筆者が詳しい紹介をしているので[14][15][18]，ここではこれ以上は言及しないが，ひとつの疾患単位を提唱するにあたって，学問や臨床とは関係のないレベルでの，たとえば学派間のプライオリティ争いや諸々の政治的配慮が存在していることについては過去も現在も変わることはない。

5. 1911 年の Alzheimer 論文

1911 年の Alzheimer の論文[4]は，アルツハイマー病の歴史のなかでも，

後世にいろいろな意味での影響を及ぼしたということで,きわめて重要な意義をもつ。

まず,タイトルの「老年期の特異な疾患例について (Über eigenartigen Krankheitsfälle des späteren Alters)」からも明らかなように,Alzheimer は,この論文で,1906 年からの一連の報告のなかで初めてと思われる「疾患」(Krankheit) という用語を用いた。

師の Kraepelin の提唱に応じて,Alzheimer も新しい疾患単位を主張することになったのかと一見しては思われるが,しかし,本文を読むと,必ずしもひとつの疾患単位を提唱したわけではなかった。むしろ,Alzheimer は,Auguste D 等の症例を,Kraepelin が提唱した「アルツハイマー病」という独立した疾患概念として捉えたわけでなく,進行麻痺におけるリッサウエル型と同様,「老年痴呆」における特殊型と見なしたのであった。Alzheimer の主張を以下紹介するが,本論文はまずは,以下の文章で始まる。

「1906 年,私は,初老期の病的状態 (Erkrankung) の 1 例を報告した。その例は生前既知の疾患 (Krankheit) とは異なった症状を示し,組織学的検査では当時知られていなかった大脳皮質の病変がみられた。臨床面でいえば,急激に進行し,短期間のうちに高度の進行性荒廃状態 (Verblödung) に至り,病初期より失語,失象徴などの種々の巣症状の兆候が目だっていた。巣性病気を思わせるような疾患症状 (Krankheitssymptome) はなく,進行麻痺や梅毒性ないし動脈硬化性の病気の手がかりもなく,年齢も 56 歳で臨床像も「老年痴呆」と著しく異なっていることから「老年痴呆」の診断も除外され,その症例は既知の疾患のもとに分類することができなかった」。

そして,ビールショフスキー染色法による組織所見として,神経原線維が束になって集まり染色性も変化したいわゆる特異な神経細胞の変性と老人斑が大脳皮質に多数みられたことを記した後,次のように続ける。

「その後数年の間に,同様の症例報告がなされてきた。1908 年には Bonfiglio が 1 例,1909 年には Perusini が 4 例を報告し,さらにそれ以後,新しい 2 症例が臨床的,解剖学的に検索された。そして Kraepelin が,自らの精

神医学の第8版でこの病気に関して簡単にまとめて記載し，それをアルツハイマー病と名づけた」。

さらに，Perusini が特異な疾患とした理由，また Kraepelin が従来の疾患と見なすことのできない初老期における「早発性老化（Senium praecox）」であるとしたことを詳しく紹介した後に，老人斑の研究で著明な Fischer は，Perusini らの症例を「Presbyophrenische Demenz」に属するとしたこと，しかし，Alzheimer 自らは Fischer の説に反対であることを考察し，症例報告に入っていく。

症例は，発病時54歳，死亡時56歳の，Johann F という男性である（Alzheimer の第1例の Auguste D の女性とともに，Johann F という氏名は，アルツハイマー病の歴史上，有名である）。詳細は省くが，臨床としては，発作もないのに，急激に，失語，失行，失認を伴った高度の荒廃状態に至ったことが特徴で，失語は超皮質性運動および感覚性失語，失行は観念性失行のタイプであった。末期ではけいれん発作がみられた。

さらに，組織所見を詳しく記し，本症例の特徴は，大脳皮質における広汎で高度の老人斑（Plaque, Druse）の出現であることを述べた後に，多数のあらゆる部位での標本を調べても，「私が記載した特異な神経原線維変化を示す神経細胞を見出すことはまったくできなかった。つまり，この特異な病的状態（Erkrankung）としてこれまでに記述された症例に無数に出現し，また重症の「老年痴呆」においても稀ならず多数見出すことができる，ひとつの細胞変化が本例では欠如していたのである」。

Johann F の臨床と病理所見を詳述した後（病理所見の記載で，本例において出現していなかった神経原線維変化についても詳しく記述しているが，そこで図示されたその変化は最初の報告例 Auguste D の病理所見であった），まず，老人斑の性状や形態など神経病理学的所見についてとくに Fischer や Perusini の論文を引用しながら考察を加え，一方で「老年痴呆」で老人斑の欠如した症例が存在することを指摘し，「したがって，われわれは次のように結論したい。すなわち，老人斑は老年痴呆の原因ではなくて，中枢神経系の

老化による退行の随伴現象にすぎない。しかし，presbyophrenische Demenz では通常多数出現し，一方高度の認知症のない高齢者では出現が少ないことから，神経原線維変化は「老年痴呆」の組織学的診断にとっては基本的に重要である。そのことではFischerの業績には素晴らしいものがある」とした。また，本例では欠如していた神経原線維変化はこれまでに記述された初老期例ではすべてに存在し，またその後の研究では「老年痴呆」の重症型でもしばしばみられることがわかってきたが，今や，その所見が欠如している症例が存在することがわかったと述べている。また，老人斑や神経原線維変化の局在としては，通常の「老年痴呆」では前頭葉優位であるところ，本例では頭頂葉や側頭葉で優位であった。しかし，その局在の差異では両者を区別するのは難しいとした。

さらに，最近経験した2症例を簡単に説明し，臨床的にも病理学的にも本例と区別できない「老年痴呆」例があることを指摘し，したがって，「実際のところ，本例がある特殊な疾患過程（Krankheitsprozess）によって発症したと見なす確固とした根拠が存在しているとは思われない。おそらく，本例は「老年痴呆」の非定型例である」と結論したのである。また進行麻痺におけるリッサウエル型と対比できることも強調された。

（なお，考察の最終の数頁は，Pickが論じている限局性脳萎縮を示す老人例を取り上げ，Alzheimerも最近，限局性脳萎縮例で，老人斑はみられず，神経原線維変化のみみられた2例を紹介し，それらの例でとくに海馬で神経細胞内に嗜銀性に染まる球形の物体を認め，それはいわゆる神経原線維変化とは異なることを指摘している。後世のわれわれの目からみると，ピック病とピック嗜銀球のことを記載しており，とくにピック嗜銀球の記載はこのAlzheimerの論文をもって最初と見做すことができるが，このテーマは，本章の枠外にあって，ここではこれ以上は触れない）。

1911年のAlzheimerの論文が重要なことは，Alzheimer自身が発見し，この特異な疾患型の神経病理学的特徴であるとした「神経原線維変化」という所見が欠如した症例も，いわゆるアルツハイマー病の範疇のなかで捉えるべき

であると，Alzheimer自らが主張したことである。

しかし，もしそうであれば，1906年の学会報告，1907年の抄録において，「神経原線維変化」を特異的とし，その病変をもつ症例を従来にない精神疾患のひとつとしたのは，何であったのかという疑問を抱かざるを得なくなる。

おそらく，Alzheimerの考えの変遷の背景には，当時のFischerの業績を高く評価し，また彼自身も老年痴呆の神経病理学的検索をさらに進め，「老年痴呆」にも多数の神経原線維変化を追認したことによって，「神経原線維変化」が必ずしもアルツハイマー病にとって特異的でないという思いが強くなってきたのではないかと筆者は推測している。

そして，1911年のAlzheimerの論文[4]を読むかぎり，老人斑も神経原線維変化も疾患診断の基準となりえず，もし，疾患特異性とするものがあれば，それは，初老期発症，神経心理学的症状の出現，進行経過の早さなど臨床的な特徴に求めるべきであると主張しているかのようである。

そのような，Alzheimer自身の考え方が大きく変化していることを示唆する論文として，アルツハイマー病の歴史のなかで，1911年論文はきわめて重要であると筆者は考えている。

そして，事態はさらに混乱する。

6. 1912年前後の症例報告の状況

1910年，Kraepelinが「アルツハイマー病」と命名したときに，症例報告は少なく，早すぎた命名ではなかったのかという指摘があることについては上述したが，1912年，アメリカの医師であるFuller SCが自験例1例を加えた文献的考察を行った[11]。彼は，それまでに報告された症例すべての臨床と脳病理の所見を詳しく紹介しているが，論文の本文から，筆者がまとめたのが表1である。最後の例がFullerの自験例。Alzheimerの最初の症例から始まって報告順にまとめたものである。その詳細な紹介は省くが，Fullerによれば，1912年までに，13例のアルツハイマー病が報告されていたことになる。

第 III 部　アルツハイマー型認知症（アルツハイマー病）

表1　1912 年までのアルツハイマー病報告例一覧 （Fuller の論文より作成）

		発症年齢	報告者	報告年	備考
1	女性	51 歳	Alzheimer	1906	
2	男性	63 歳	Perusini	1910	
3	女性	65 歳	Sarteschi	1909	
4	男性	37 歳	Perusini	1910	
5	女性	62 歳	Perusini	1910	
6	男性	48 歳	Barrett	1910	
7	男性	54 歳	Alzheimer	1911	老人斑のみ
8	女性	58 歳	Bielschowsky	1911	
9	男性	56 歳	Lafora	1911	
10	女性	55 歳	Betts	1911	
11	女性	31 歳	Schnitzler	1911	NFT のみ
12	女性	53 歳	Jansens	1911	
13	男性	54 歳	Fuller	1912	

ところが問題なのは，1911 年に報告された Schnitzler JG の症例である [21]。
発症時31歳，女性と他の報告例から比べて著しく若年である症例であるが，31歳頃より，意欲がなくなる，傾眠がちとなる，周囲に無関心となり，話し言葉が少なくなってきた。育児，家事などできず，性格も子どもっぽくなった。入院するが，粘液水腫的顔貌，しゃべり方，頭の回転などは緩慢であるが，認知症は軽く，記憶も意外と保たれている。甲状腺末で一過性によくなるも，症状は進行。経過中，失語，失行，失認は認められていない，という経過をとっている。脳解剖で，大脳皮質の広汎な神経細胞の脱落と著しい神経原線維変化の出現がある一方，老人斑はまったくみられていない。

以上簡単に記した病歴からいっても，臨床症状は典型的なアルツハイマー病のそれとは大きく異なり，むしろ筆者が従来から述べている皮質下性認知症の精神症状に類似している症例である。しかし，論文中にも記述されているように，本例は，Alzheimer 自身に脳標本を検索してもらい，彼のお墨付きで，アルツハイマー病とみなしてよいとされたのであった。

つまり，臨床症状の考察は別にしても，神経病理所見として，従来から強調されているように「老年痴呆」のもっとも基本的な病変である老人斑を欠

き，神経原線維変化のみが出現している症例も，発症が若年であるということを唯一の理由としてアルツハイマー病の範疇に入れることを，Alzheimer自らが認めるという事態が生じてきたのである。

おわりに

　1912年の時点で，師匠の命名で自らの名を冠された「アルツハイマー病」を，Alzheimer自身がどのようにみていたのか，まとめてみると，彼は，以下の3点の立場に立っていたと考えられる。すなわち，

　①「アルツハイマー病」は，独立した疾患単位とみなすよりは，「老年痴呆」(現在では，老年認知症)の一特殊型であるとする。進行麻痺におけるリッサウエル型の如く。

　②臨床的には，初老期発症，失語・失行・失認などの高次精神機能障害，高度の認知症，進行・経過の早さを特徴とする。

　③神経病理的には，神経細胞の広汎な脱落に加えて，

　　a) 老人斑，神経原線維変化ともに出現，

　　b) 老人斑のみ出現，

　　c) 神経原線維変化のみ出現，

の3つのタイプをすべてアルツハイマー病とする。

　そして，実は，アルツハイマー病の100年の歴史は，ごく単純化していえば，Alzheimerが最終的な結論に至った以上の3つの観点，あるいは3つの問題を如何に解決するか，その解決の歴史であったと極論することができる。100年の歴史のなかでは，アルツハイマー病の病因論がその中心であったにせよ，Alzheimerが至った結論はまさに病因を追求するための基本をなすテーマであるはずだから。その経過の詳細については，すでに筆者は他の論考[14][15][17]で論じているので，それに譲ることにする。

第 III 部　アルツハイマー型認知症（アルツハイマー病）

文　献

（ 1 ）Alzheimer A: Über einen eigenartigen schweren Erkrankungsprozess der Hirnrinde. Neurologisches Centralblatt 25:1134, 1906.

（ 2 ）Alzheimer A: Über eine eigenartige Erkrankung der Hirnrinde. Allg Z Psychiat und psychisch-gerichtlichte Medizin 64:146-148, 1907.

（ 3 ）Alzheimer A: Über eine eigenartige Erkrankung der Hirnrinde. Centralblatt für Nervenheilk Psychiat 30:177-179, 1907.

（ 4 ）Alzheimer A: Über eigenartigen Krankheitsfälle des späteren Alters. Z Neurol Psychiat 4: 356-385, 1911.

（ 5 ）Amaducci LA, Rocca WA, Schoenberg BS: Origin of the distinction between Alzheimer's disease and senile dementia: How history can clarify nosology. Neurology 36: 1497-1499, 1986.

（ 6 ）Amaducci LA: Alzheimer's original patient. Science 274:328, 1996.

（ 7 ）Beach TG: The history of Alzheimer's disease: Three debates. J Hist Med Allied Sci 42: 327-349, 1987.

（ 8 ）Bielschowsky M: Die Silberimprägnation der Achsencylinder. Neurologisches Centralblatt 22:997-1006, 1903.

（ 9 ）Finckh J: Vereinsbericht: 37 Versammulung südwestdeutscher Irrenärzte in Tübingen am 3 und 4 November 1906. Centralblatt für Nervenheilk, Psychiat 30:174-191, 1907.

（10）Finckh J: Verhandlungen psychiatrischer Vereine: 37 Versammulung südwestdeutscher Irrenärzte in Tübingen am 3 und 4 November 1906. Allg Z Psychiat und psychisch-gerichtlichte Medizin 64:145-168, 1907.

（11）Fuller, SC: Alzheimer's disease (senium praecox): The report of a case and review of published cases. J Nerv Ment Dis 39:440-455, 536-557, 1912.

（12）Graeber MB et al: Rediscovery of the case described by Alois Alzheimer in 1911: Historical, histological and molecular genetic analysis. Neurogenetics 1:73-80, 1997.

（13）Kraepelin E: Psychiatrie. Ein Lehrbuch für Studierende und Ärzte. Bd 2, Leipzig: Johann Ambrosius Barth, 1910, pp 533-632.

（14）松下正明：アルツハイマー病研究の源流——とくに老年痴呆との関連をめぐって．神経精神薬理 13：669-679，1991．

（15）松下正明：アルツハイマー病の 100 年．臨床精神医学 28：1611-1617，1999．

（16）松下正明：アルツハイマー病とは．脳の科学（2000 年増刊号）：13-18，2000．

（17）松下正明：アルツハイマー病の歴史．三好功峰，小阪憲司編：臨床精神医学講座 S9　アルツハイマー病．東京：中山書店，2000，pp 5-15．（本書第 8 章）

（18）松下正明：アルツハイマーの悩み，クレペリンの悔い．科学医学資料研究 312：1-12，2000．（本書第 6 章）

（19）Maurer K, Volk S, Gerbaldo H: Auguste D and Alzheimer's disease. Lancet 349:1546-1549, 1997.

（20）Perusini G: Über klinisch und histologisch eigenartige psychische Erkrankungen des

späteren Lebensalters. Nissl & Alzheimer's Arbeiten 3:297-358, 1910.
(21) Schnitzler JG: Zur Abgrenzung der sog. Alzhimerschen Krankheit. Z ges Neurol Psychiat 7:34-57, 1911.

第III部　アルツハイマー型認知症（アルツハイマー病）

第8章　アルツハイマー型認知症の研究眺望

　Alzheimer A が最初の症例を学会で発表したのが 1906 年，その抄録が印刷されて公刊されたのが 1907 年，いずれにしても，それ以来ほぼ 100 年が経った21世紀初頭，珍しいとされていたアルツハイマー病はきわめてありふれたものとなり，それに特徴的な老人斑や神経原線維変化の分子構造や成り立ちがわかり，家族性発症例ではいくつかの遺伝子異常が判明してきた。種々の領域におけるその病態解明はいまにも疾患の本態に迫るかの勢いである。

　しかし，この100年には有為転変，アルツハイマー病（本論考は歴史的な考察であり，以下，初老期発症のアルツハイマー病と高齢期発症のアルツハイマー型老年認知症（かつての「老年痴呆」）とを厳密に区別して記述する。両者を混同させると，考察の意味が曖昧になってくるのを恐れるからである。なお，両者を合わせて，アルツハイマー型認知症とする）に関わる歴史にはさまざまなことがあった。あたかもそれは精神医学自体の 100 年の歴史をシンボライズするかのようであった[16]。

　本章では，そのおよそ 100 年にわたってみられてきたアルツハイマー型認知症，とりわけアルツハイマー病をめぐる諸問題について，その経緯や歩みを論ずることにする[15][16][18]。アルツハイマー型認知症の概念史であり，研究史であり，治療・処遇の歴史であり，あるいは社会史であるといった事柄に属するが，しかし，いずれの関心事であれ文字通りの素描にしか過ぎない。

1. アルツハイマー病概念の誕生

　Alzheimer によって最初に報告された例[1]は，51歳頃より夫に対する嫉妬

妄想で始まり，徐々に記憶障害や認知症が出現，進行し，高次精神機能の崩壊に加えて，幻覚妄想を示し，高度の認知症を呈した後に死亡した55歳の女性 Auguste D であった。死後の剖検により，神経病理学的に，神経細胞外の脳組織にみられる老人斑様の異常な沈着物のほかに，神経細胞内に嗜銀性の針金状構造物，いわゆる神経原線維変化（彼の名にちなんでアルツハイマー神経原線維変化ともいう）が多量に出現するという，これまでに記載されたことのない病変がみられた。臨床と神経病理的所見の両者にみられた本症例の特異さは専門家の注目をあび，類似の症例が相次いで報告され，1912年までに，Alzheimer 自身の第2例 [2] を含め，合計12例が蓄積されることになった。第1例の報告後わずか3年しか経っていない1910年，Alzheimer の師匠である Kraepelin E は，自らのライフワークである『精神医学教科書，第8版』[14] で早くもこのような症例を新しい疾患として位置づけ，アルツハイマー病と名づけた。

　Alzheimer が最初の症例を記述してから，アルツハイマー病の提唱までの間の事情についてはすでに詳述したことがあるが [15] [16] [18]，アルツハイマー病概念の提唱の歴史的な意味を改めてまとめると，

① アルツハイマー病の特徴として，初老期に発症し，高度の認知症とともに，幻覚妄想の精神病様状態がみられ，神経病理学的には，従来から記載されている老人斑等の老年認知症の特徴的所見に加えて，特異な病変として神経原線維変化が初めて記載されたこと，

② 初老期発症を疾患概念提唱の基礎においた Kraepelin の立場は，認知症を含めた精神疾患（統合失調症がその典型）では発症年代が本質的なものであるという確信であり，発症年代という思想はその後の20世紀精神医学の考え方の中心となってきたこと，

③ 神経原線維変化の発見は，1903年の Bielschowsky M による嗜銀法という神経細胞の染色技術の開発があってこその成果であったこと，このことは新しい疾患概念を提唱する背景には，ある種の技術の革新が必要であることを意味していること，つまり技術の進歩が新しい知を生み出す

という，科学の世界でよく知られたことのひとつの好例であったこと，

④　Alzheimer 自身は，自らの名を付された疾患を老年認知症の一特殊型と見なしていたこと，一方，老年認知症に関しては，それ以前に，すでに臨床的・神経病理学的な優れた研究の蓄積があり，とくに 1898 年に Redlich によって初めて記載された老人斑については，Pick 門下の Fischer らによる研究が傑出していたこと，

⑤　Alzheimer 自らは 2 例のアルツハイマー病を報告しているが，その 2 例は臨床的にも，神経病理学的にも異なった所見を示しており[10][15][16]，その事実は，20 世紀末になって議論となってくるアルツハイマー病における異種性（heterogeneity）問題を当初よりすでにして暗示していたこと，

⑥　Alzheimer のオリジナルの 2 例については，脳病理所見が残っていることが判明し，その再検討から，第 1 例は，多数の神経原線維変化や老人斑が出現している典型的なアルツハイマー病であり，第 2 例は，老人斑は多数認められるものの，彼の記載した神経原線維変化はまったく出現していなかったという非定型なアルツハイマー病であったこと，さらに残された染色標本を材料に遺伝子解析を行ったところ，両例とも，アミロイド蛋白前駆体（APP）のエクソン 17 のコドン 692, 693, 713, 717 には突然変異を認めず，アポ蛋白 E のアリルは $\varepsilon 3/\varepsilon 3$ であったこと[11][12]（なお，この事実はきわめて重要である。神経病理学的検索のための標本が 100 年後にもまた新たな技術をもって再検討が可能であるという驚くべきことを証明した。最近，生前における脳画像検査によって仔細な病変が確認できるようになったという理由で，死後の剖検率が低下しているといわれている。しかし，このようなアルツハイマー病症例の追試は，いつの時代においても神経病理学的検索を怠ってはならないことを示唆している）。

⑦　Kraepelin による「アルツハイマー病」概念の提唱が妥当であったのかどうか，オリジナル発表後 3 年という短い期間に，しかも同様の症例は 5 例ほどしか報告がなされていなかった状況で，なぜ老年認知症とは異な

った新しい疾患概念提唱に至ったのか,つまりアルツハイマー病は独立した疾患であるのかどうかという議論が,その後の歴史のなかで活発に論じられてきたこと,[3][4][5][6][19]
などにまとめることができるであろう。

2. アルツハイマー病は独立した疾患か
　　――アルツハイマー病にみる異種性と多様性の問題――

　アルツハイマー病概念が提唱されて以来,つねにつきまとっている問題は,この疾患がひとつの独立した疾患なのか,あるいはそれまでに記載されていた老年認知症と同じカテゴリーのものなのかという疑念であった。この問題は,20世紀前半の精神医学界の主要なテーマであり続けたが,しかし,現在でもなお,当時とは少し形を変えて,未解決のままに存在している。

　当初より,AlzheimerやKraepelin自らが悩んだように,老年認知症との同一・異同が大きな問題であった。Kraepelinは独立説を採り,Alzheimer自身は老年認知症の一特殊型と見なしていたことについてはすでに先述した。

　辻山義光は[23],主として20世紀前半の研究の動向をレビューして,アルツハイマー病が独立した疾患かどうかに関する説を以下のようにまとめた。

① 臨床的にも,神経病理学的にも老年認知症と区別することが困難で,その独立性が疑われるとするもの(Urechia G, Dragomir, Elekes, Ostrem),

② アルツハイマー病という疾患は存在せず,老年認知症の一型であるプレスビオフレニーの変形にすぎないとするもの(Fischer O, Francioni G, Reichardt M),

③ アルツハイマー病は老年認知症の特殊型で,あたかも進行麻痺におけるLissauer型のそれのごとき関係にあるとするもの(Alzheimer, Perusini G, Frey E, Bonfiglio F, Runge W, Bostraem A),

④ アルツハイマー病の症状を初老期に生ずる精神疾患の特性と見なすもの,つまり初老期発症を重視する立場(Schnitzler JG, Stief A, Marchand L,

Altmann E, Vermeylen G),

⑤ 初老期に発症し,巣症状を示すという精神病理学的立場から,老年認知症とは別個の単独疾患とするもの(Kehrer F, Grünthal E, Hilpert P, Sterz G)。

以上の括弧のなかに記した研究者は当時の精神医学,神経病理学における錚々たる顔ぶれであるが,これだけをみても,精神医学界では,アルツハイマー病概念をめぐっていかに意見が分かれていたかが理解できるであろう。

しかし,その後のアルツハイマー病をめぐる歴史をみてみると,20世紀半ば頃までは,臨床的な側面,初老期発症,巣症状の出現などの精神病理学的観点,症例がきわめて稀であるという疫学的観点,家族性アルツハイマー病の存在から家族・遺伝性が強く関連しているという遺伝的観点,ピック型認知症(ピック病)とともに初老期認知症という概念がつくられ,逆にその概念が独り歩きして,アルツハイマー病の独自性を浮き彫りにさせてしまったという疾病論的な観点などから,⑤にみる独立疾患説が大勢を占めてきたようである。ただ,ここで強調しておかねばならないことは,脳の病理形態学的所見に関しては,20世紀前半の多くの研究によって,アルツハイマー病と老年認知症との間には本質的な差異はないことが明らかとなってきたことである(その間の神経病理学的知見については,von Braünmuhl Aによる詳細な総説[8]に凝集されている)。したがって,その後時代を超えて受け継がれてきたアルツハイマー病独立疾患説は,主として臨床的,疫学的観点から捉えられてきたことであったということは注目されてよい。

しかし,1960年代になされた数々の臨床研究,とくに,de Ajuriaguerra J, Arab A, Albert E, Tissot Rらのジュネーブ学派,Lauter H, Meyer JEらのゲッチンゲン学派による研究で,巣症状の出現に関してはアルツハイマー病と老年認知症との間に差がないこと,また,Sjögren T, Larsson Tらのストックホルム学派による遺伝研究で,両疾患は同一家系に集積することなどが明らかにされ,臨床的にみても両者の間に差異がないことがわかってきた(彼らの研究については,1967年9月,ローザンヌで開催されたシンポジウムの記録であるMüller Chらの編集による著書[21]を参照)。

第8章 アルツハイマー型認知症の研究眺望

おそらく,以上のような臨床・疫学研究をもとに,そして時期的には1970年代を境にして,欧米諸国ではアルツハイマー病と老年認知症を同一の疾患と見なす考え方が優勢になってきたようである。後述するが,1970年代後半から,脳の生化学的研究などいわゆる生物学的研究が急速に盛り上がってくるが,その際,多くの研究は,アルツハイマー病と老年認知症とを同一の疾患であるという前提で進められていることに気づくはずである。

では,現在に至るまで,両者を区別しないことですべて一致しているかというと,必ずしもそうではない。とくに,日本では,筆者も含めて,精神医学の臨床家のなかには,アルツハイマー病と老年認知症とを区別する伝統的な考えに今もって囚われている人が多い。それは,単に伝統的な考えだからという理由でそれに固執しているのではなく,すでに強調したように,実際に両者の患者を診ている臨床家には依然としてその臨床症状の相違が経験的に感じられるからであろう(ちなみに,臨床にたずさわらずに,研究の側面からアルツハイマー病や老年認知症に取り組んできた神経内科医や基礎医学者は,両者を同一のものとすることにまったくためらいを感じない)。

世界的にみると,以上の伝統的な思想が精神医学界で多少とも生き続けていることは,精神疾患の国際分類であるICD-10(1992)やアメリカ精神医学会による分類DSM-IV(1994)で,両者を同じカテゴリーの診断名に入れながらも,サブタイプとして,初老期発症と高齢期発症の2型に分けることを推奨していることに明らかである。

しかし最近,以上のアルツハイマー病と老年認知症との同一・異同の問題とは異なった観点から,アルツハイマー型認知症は単一疾患かどうかの疑問が投げかけられている。この疑問は昔から議論されてきたことであるが,1980年代半ば頃より,2,3の研究者によって,アルツハイマー病と老年認知症が同一であるとして(それをまとめてアルツハイマー型認知症と称することはすでに述べた),このアルツハイマー型認知症が同質の症状や経過,あるいは脳病理所見を呈するのかどうかという問題が提起されてきた。

ひとつは,臨床的な側面からの異種性,多様性の指摘である[9][20]。臨床

的にアルツハイマー型認知症と診断され，脳病理解剖で，血管性認知症，ピック型認知症，レビー小体型認知症，皮質基底核変性症などであったという，ひとつの臨床診断のなかに種々の疾患が含まれているという単純な，鑑別診断的な次元での異種性ではなく[22]，臨床症状も脳病理所見もアルツハイマー型認知症として問題はないが，それぞれの所見が典型的でないことから，ここには異種的な疾患が混在しているのではないかという意味での異種性 (heterogeneity) が問題とされてきたのである[7]。とくに，臨床症状，脳病理所見などが症例によって異なるという事実から，それが単なる個人差にすぎないのか，あるいは亜型分類の基準になるほどの相違であるのかといった意味での，臨床的多様性 (clinical diversity)，神経病理的多様性 (neuropathological diversity)，経過にみる多様性 (course diversity) が注目されてきた。とくに，神経病理学的所見で，まさに Alzheimer による第2例にみるような，老人斑のみで神経原線維変化のない症例，あるいは老人斑がほとんど出現せず，神経原線維変化や神経細胞の消失のみの症例を，典型的なアルツハイマー病と同一のものとしてよいのかどうか，つまり，これらの所見を heterogeneous とするのか，diverse とするのかといった神経病理学的問題[13]が生じてきている。また，後述する最近の研究で，家族性アルツハイマー病にみられる種々の遺伝子異常をもった症例を異種性のカテゴリーで論ずることができるかどうかという疑問も生じてきている。

3. アルツハイマー病研究の流れ

100年に及ぶアルツハイマー病研究の詳細をレビューすることは本章の目的ではない。本章では，全体の研究の流れのポイントを筆者なりに眺望し（表1），それらのなかのいくつかの事項について，若干のコメントをすることに意を注ぎたい。

神経病理学的変化についてはすでに20世紀前半でほぼ基本的なことは解明され，アルツハイマー病と老年認知症との本質的な差異はないことが確認

表1 アルツハイマー型認知症の研究の流れ

1898年	Redlichによる老人斑所見の発見
1890～1906年	老年認知症の臨床・神経病理学的研究
1907年	Alzheimerによる最初の症例報告（神経原線維変化所見の発見）
1910年	Kraepelinによるアルツハイマー病の命名
1911年	Alzheimerによる第2例目の報告
1910年代	アルツハイマー病の症例集積　→　臨床症状の検討 老年認知症との異同問題　→　老年認知症の一特殊型
1920～40年代	神経病理学的研究の発展　→　脳の病理形態学的所見の確立 老人斑の発生機序の研究　（老人斑生成論＝コロイド理論の提唱） アミロイド物質への関心　→　アミロイド・アンジオパシー 若年性・家族性アルツハイマー病の報告
1950～60年代	アルツハイマー病の疫学調査 臨床遺伝学的研究（家系調査など） 精神病理学的研究　→　老年認知症との同一疾患説
1970年代前半～	脳病変の電子顕微鏡的研究（PHF，アミロイドなどが対象） 脳画像検査の開発（CT）
1970年代後半～	アルツハイマー病脳の神経化学的研究　→　神経伝達物質への関心 　→　アセチルコリン仮説 免疫組織化学的研究 脳組織切片の染色技術の改良と進歩
1980年代～	脳画像検査技術の発展（PETなどの機能画像） 疫学調査研究の進展 高齢化社会を迎えての社会学的研究 抗認知症関連薬物（脳代謝賦活薬等）の開発
1990年代前半～	NFT（リン酸化タウ），アミロイド（APP→Aβ凝集・沈着→老人斑）の分子生物学的研究　→　アミロイド・カスケード仮説 危険因子研究　→　アポ蛋白E因子の発見 脳画像技術の進展（MRI）
1990年代後半～	家族性アルツハイマー病の分子遺伝学的研究　→　種々の遺伝子異常の発見 抗認知症薬（ドネペジル）の本邦での初認可

されたと述べたが，その後も，両者の神経病理学には違いがあるという報告や神経病理学的多様性についての報告には枚挙のいとまなく，その事実はいまだアルツハイマー型認知症の神経病理学が完結していないことを示している。

　アルツハイマー病の歴史のなかで，ひとつの重要なエポックは，家族性ア

第III部　アルツハイマー型認知症（アルツハイマー病）

ルツハイマー病の発見である。長い間の臨床経験から，アルツハイマー病の一部には家族集積性があることが判明してきた。そのような経験を背景にした，Sjögren, Larsson らの北欧の研究者たちによる疫学，家系調査を主とした臨床遺伝学的研究は，アルツハイマー病研究のなかでも際立っていた。このような臨床研究によって，1970年頃までには，アルツハイマー病が遺伝に深い関わりがあることが指摘されていた。

辻山によると[23]，「遺伝因子が本疾患の病因であるという立場から，とくに本疾患には特別な遺伝子が存在しており，本病は系統的遺伝的変性疾患であるとする学者がいる (Grünthal & Wenger, van Bogaert, von Braunmühl ら)。しかし，その多くの症例は臨床的に非定型に属し，アルツハイマー病の遺伝ということに十分な根拠を与えていないようにみえる。しかし，少数ながら定型例が遺伝しているようにみえる症例もある。……Jervis は，中枢神経の老化の基礎過程は神経細胞の萎縮とグリアの反応により表現され，この基礎過程の上に，アルツハイマー病では力の弱い多数の遺伝子がまたは外因的要素が二次的因子として働いて組織学的ないし臨床的な差異を生ずるのであるといい，Sjögren らは，ホモとヘテロの2つの遺伝子が同時に存在していると言っている」。筆者の経験からいっても，辻山の著書が刊行された1963年頃，このような見方がすでに存在していたことは記憶に留めておく必要がある。

家族性アルツハイマー病は，その後，1990年代になって，分子遺伝学研究の対象となり，これまでに，第1, 14, 17, 19, 21番染色体に位置するアルツハイマー型認知症関連遺伝子が発見され，その異常によって，プレセニリン1, 2蛋白，アポ蛋白E，アミロイド前駆体蛋白，タウ蛋白等の生成や分解に深く関与していることがわかってきた。そして，家族性アルツハイマー型認知症は特定の1つの遺伝子異常によってのみ生じるわけではないことが明らかとなったのである。先述した表現でいえば，遺伝性異種性 genetic heterogeneity，遺伝性多様性 genetic diversity が存在するということになる。なお，アルツハイマー型認知症には遺伝子異常と深い関係にある家族性のものとそうでない孤発性のものがあるが，その両者における異種性，多様性に

ついての議論は，アルツハイマー型認知症が単一疾患か，そうでないかの議論につながることになる。

ともあれ，家族性アルツハイマー型認知症で見出された知見が，孤発性アルツハイマー型認知症にも当てはまることであるのかどうかなお未解決である。いずれにしても，1990年代に華咲いたアルツハイマー型認知症の分子遺伝子研究には，そのような歴史的背景があることを忘れてはならないだろう。

1976～1977年のDavies P, Bowen DM, Perry EKらによるアルツハイマー型認知症脳におけるコリンアセチルトランスフェラーゼやアセチルコリンエステラーゼの著明な減少，1982年のWhitehouseらによって強調されたマイネルト基底核神経細胞の消失などの所見によって，アルツハイマー型認知症の病態としてアセチルコリン系神経伝達物質の異常があることが明らかにされて以来，「アセチルコリン仮説」のもとに多くの神経生化学的研究が行われてきたことが，アルツハイマー型認知症の生物学的研究の駆動力となったことはよく知られている。それをきっかけに，モノクローナル抗体法を基本とした免疫組織化学的研究，Bielschowsky嗜銀染色を基本とした嗜銀法の改良などは，病理形態学的病変の分子生物学的研究への端緒となり，また，CT, MRIなどの構造画像やSPECT, PETなどの機能画像の技術の進歩は，アルツハイマー型認知症の病変の局在や進展を明らかにするとともに，脳循環や酸素消費量，ブドウ糖代謝に加えて，神経伝達機能など生体内の動態の解明への道を開いた。

しかし，何よりもアルツハイマー型認知症研究を飛躍的に発展させたのは，老人斑の核となるアミロイド蛋白と神経原線維変化の主成分であるリン酸化タウ蛋白の研究であろう。いわゆるわれわれが病理標本のなかにみることのできるアミロイドは，Aβ 40-42という，40ないし42個のアミノ酸からなり，それは695，751，770個のアミノ酸からなるアミロイド前駆体蛋白という1回貫通性の膜蛋白の切断によって生成されることを含め，そこで生成されたAβ 40-42が脳組織や脳内血管内に凝集・沈着して老人斑やアミロイド・アンギオパシーを形成させるという「アミロイド・カスケード仮説」は，多く

の脳研究者の関心を惹くことになった。

とくにその「仮説」の中核となるのは,凝縮した Aβ 42 が神経毒であることに加え,タウ蛋白のリン酸化に関与していること,Aβ 40-42 の生成過程に炎症過程や酸化ストレス,さらには種々の神経伝達物質が関係していること,また家族性アルツハイマー型認知症で見出された関連遺伝子のプレセニリン 1, 2,あるいは危険因子として注目されているアポ蛋白 E4 が Aβ 40-42 の切断や生成・凝集に深く関わっていることの解明であり,また,アルツハイマー型認知症のプロセスとして,まず Aβ 40-42 凝集・沈着から始まり,数年から十数年の経過ののちに,神経原線維変化が出現し,つづいて神経細胞消失がみられ,その結果,臨床的に認知症症状が現れてくるという,アミロイド蛋白の形成を出発点と考える一連のカスケードの想定であった。

このような病態が明らかにされてきたことは,アルツハイマー型認知症の病因解明とともに,この疾患の治療への具体的な戦略が可能になったことを示すものである[17]。

4. 日本におけるアルツハイマー病報告

日本におけるアルツハイマー病概念の受容,臨床活動,研究などは欧米とは事情を異にしているように思われる。

Alzheimer による最初の報告例が公にされた 1907 年といえば,明治の時代になってすでに 40 年が経ち,日本からヨーロッパに留学した精神科医は数多く,そのなかに,留学先でアルツハイマー病研究にたずさわった人は少なからずいる。彼らの業績は von Braunmühl の総説[8]に多数引用されている。しかし,それはあくまでも外国のアルツハイマー病患者脳を対象とした研究であった。

日本で最初に,アルツハイマー病の症例報告がなされたのは,1952 年の露木新作による 1 剖検例であったといわれている[23]。ちなみに,ピック病の本邦最初の報告が 1936 年,松沢病院の渡邊道雄によってなされていることと

比べれば，その遅れは驚くべきものがある．その理由に関して，辻山[23]は，次の3点を挙げている．

① 日本人には，アルツハイマー病が存在しないという先入見があった．1936年，オランダ領東インドのマレー人，中国人にはアルツハイマー病がなかったというVerhaartの報告があり，1948年の時点で，Biniは日本人に本病があるかどうか興味があると述べるほどの状況であった．

② 老年認知症とは別のアルツハイマー病の疾病概念があいまいで，臨床的に疑わしい症例があっても，アルツハイマー病と診断することをはばかった．

③ ピック病とアルツハイマー病の鑑別診断を書物によって的確に把握することが困難であったので，巣症状があるとむしろピック病と診断されがちであった．

筆者は，その理由としては，さらに，アルツハイマー病のみならず，老年認知症概念自体のあいまいさ，「老年精神病」へのとらわれがあったのではないかと考えている．

1950年代後半の猪瀬正，原俊夫らによる症例報告，これまでにしばしば引用してきた辻山の著書（ちなみに，この著書によると，1962年までに日本で報告されたアルツハイマー病は10例であったという）などを契機に，アルツハイマー病への関心が高まってくるが，しかし，辻山のけっして稀有な疾患ではないという意見にもかかわらず，依然として，初老期認知症のひとつであるアルツハイマー病はきわめて珍しい疾患であるという見方は根強く残っていくことになる．

日本では，症例報告を中心としたアルツハイマー病の臨床研究，神経病理学的研究（組織化学的研究も含め），神経化学的研究が，1950年代後半より，少数の専門の精神科医によってなされてきた．しかし，精神医学者のみならず，神経内科医，放射線科医，基礎医学者，あるいは理系研究者も加わり，多くの研究者たちがアルツハイマー型認知症の研究にたずさわるようになったのは，1976～77年のアセチルコリン系伝達機能障害説の提唱をきっかけ

とし，あるいはCTによる画像診断技術の発見以来であったと考えてほぼ間違いはないであろう。その後の，アルツハイマー型認知症研究の盛況についてはもはやここで述べる余裕はないが，その研究の動向は，世界的な研究の趨勢とあい並んで進むようになったとしてよい。

いやそれだけではない。1973年に行われた東京都をエリアとした長谷川和夫，柄澤昭秀らによる在宅認知症老人の疫学調査を忘れてはならない。その調査方法は，1980年代から2000年初めに至るまでの日本全国各地で行われた疫学調査のモデルとなったが，これらの疫学調査がアルツハイマー型認知症の生物学的研究より先行して進められてきたことは注目されてよい。

そしてまた，疫学調査の進展の背景に，日本社会における高齢化現象があることを忘れてはならない。1970年，日本では，65歳以上老人の総人口に占める割合が7.1％となり，高齢化社会といわれるようになった。また，1995年には14.5％と14％を超え，高齢社会とされるようになった。周知のように，アルツハイマー型認知症は高齢になればなるほど，その発生率は激増する。つまり，日本は，1970年にはアルツハイマー型認知症者は高齢化に伴って増加している状況にあり，その社会的な状況によってアルツハイマー型認知症患者の増加と医療へのニーズが高まり，その状況がアルツハイマー型認知症の臨床的，生物学的研究をいっそう促進させたのであった。このことを図示的にいえば，高齢者人口の激増→高齢化社会，高齢社会現象→アルツハイマー型認知症を主とした認知症者の激増→医療の現場におけるアルツハイマー型認知症者への対応要請→疫学調査でその事実の確認→アルツハイマー型認知症への関心増強→アルツハイマー型認知症の臨床的，生物学的研究の促進ということになる。

5. アルツハイマー型認知症の治療とケアの歴史

アルツハイマー病やアルツハイマー型老年認知症の治療史が論じられるほど，これらの疾患に積極的な治療がなされてきたわけではない。比較的数の

第8章 アルツハイマー型認知症の研究眺望

多いアルツハイマー型老年認知症に関しては、認知症が高度になったり、異常行動が目立って家庭看護ができなくなった場合、精神病院や老人ホームに入院・入所させられ、介護・保護を中心とした医療がなされていた。とくに、異常行動が著しいと精神病様状態と見なされ、抗精神病薬などが用いられた。

認知症に対して、本格的な治療、とりわけ薬物療法が行われるようになったのは、認知症の病態が明らかにされ始めた、とくに、1970年代後半のアセチルコリン仮説以来と考えられる。脳梗塞や血管性認知症に使用される目的で開発された脳循環改善薬、あるいは脳代謝賦活薬、そして神経伝達機能に関わるものとしての神経伝達物質調整薬、これらを総称した脳機能改善薬は、アルツハイマー型認知症にも用いられてきたが、これらの薬物が開発・認可されたのは、1980年代であり、以来1990年代後半まで盛んに使用されてきたものである。ただ、実際には、それらの薬物の効果は乏しく、限られた症例では多少とも認知症の進行が抑えられたと見なされたとしても、多くの症例では、認知症の進行を一時的にでも抑えることは困難であった。そのように薬効に乏しいことに加えて、老人医療費を抑制するという国の方針もあって、1998年、脳機能改善薬の多くは認可取り消しの措置を受けることになる。これらの薬物の効果を期待しながら治療に励んでいた専門医のみならず、患者、家族の落胆は大きく、途方にくれているという状況が生じたのであった。

その矢先、1999年11月になって、アメリカではすでに抗認知症薬として使用されていたアセチルコリン・エステラーゼ（分解酵素）阻害薬であるドネペジル donepezil（商品名アリセプト）が日本でも最初の抗認知症薬として認可・発売されることになった。アルツハイマー型認知症の治療ではまったく手詰まりの状況において、この抗認知症薬の発売は朗報であった。ドネペジルへの期待は大きいが、しかし、先述したようにアルツハイマー型認知症の病態の多様性を考えると、アセチルコリン系神経伝達物質の改善を目指すだけでは不十分であることも事実である。すでに、メーカー自身が指摘しているように、この抗認知症薬は認知症の改善というよりは、認知症の進行を一時的に止めるという作用しかない[17]。したがって、あまり大きな期待をか

けすぎるのは禁物であるが，いずれにしても，その臨床的効果に関しては，これから臨床経験を積み重ねながら検証されていかねばならないだろう。

アルツハイマー型認知症の病因がいまなお不明であり，特効薬が皆無という状況のもと，薬物療法以外の治療法がいろいろと提唱されているのも，本疾患の治療史の一齣として重要である。運動療法，レクリエーション療法，グループ療法，回想法，音楽療法，絵画療法など，一口でいえば，脳機能に対する刺激となるものならば何でも治療に役立つという思想のもと種々の治療法が開発され，適用されているが，それらに対する関心も1980年代前半からのことであった。

適した治療法がなければ，キュアよりケアだという考えで，介護，ケアの開発に力を入れだしたのも，1980年代後半から1990年代前半になってからのことである。その歴史を辿るにしてはあまりにも最近の事柄にすぎるが，これからは介護，ケア，あるいはもっと広く，社会におけるケア・システムについての歴史が刻まれていくことであろう。

6. アルツハイマー型認知症と社会

アルツハイマー型認知症の歴史における社会の役割を見逃すわけにはいかない[16]。

1970年代まではアルツハイマー型認知症研究がごく限られていたという背景には，もちろん研究技術の限界があってのことであるが，それ以上に重要なことは，患者数も少なく，社会的ニーズがそれほど大きくなかったという状況がある。言葉を換えていえば，1970年代には高齢化社会になっていたものの，1980年代になって，日本の社会では急速に高齢者が増え，それと並行してアルツハイマー型認知症患者が激増してきたという背景があって，アルツハイマー型認知症研究への要請が強まってきたのである。

すでに疫学調査が明らかにしていることだが，アルツハイマー型認知症の頻度は完全に年齢依存性であり，高齢になるにつれ，その頻度は急激に高く

なっていく。80歳以上の高齢者では，アルツハイマー型認知症の発症はその人口層の20%を超える。

このような高齢者人口の増加，それに並行してのアルツハイマー型認知症患者の激増，一方では，その疾患に対する治療法の欠如，家庭におけるケアの経済的・身体的負担，治療・療養施設など認知症高齢者に対する社会的資源の不足などが相まって，社会や政治がアルツハイマー型認知症への対策を立てることを緊要事としている状況がある。2000年4月から実施された介護保険制度は国の施策として最大のものであるが，そのような行政による対策に加えて，アルツハイマー型認知症の病因解明，治療法の開発への推進力，駆動力が生み出されてきている状況がある。つまり，社会的要請による研究・開発へのモチーフが，これからのアルツハイマー型認知症研究をいっそう駆り立てているという側面があることを指摘されなければならない。

おわりに

将来の科学の進歩や技術の開発予測（ロードマップ）という試みがなされることがある。10年ほど前のことだったか，科学技術庁がそのような試みを専門家を対象として行い，その結果，2010年までには，アルツハイマー型認知症の病因が解明され，その治療法も開発されているという予測がなされた記憶が筆者にある。現在では，それが延長されて，2020年までにはという予測が真面目に議論されているときく。たしかに，この10年間，もうすこし幅を広げて，この20年間のアルツハイマー型認知症研究には，かつての状況からは想像もつかないような進展があり，解明されてきたさまざまな病態は病因解明にあとわずかという印象を与えるほどである。

しかし，筆者は，それに関してはやや悲観的な立場に立ち，アルツハイマー型認知症の病因解明や有効な治療法の開発までにはまだまだ道のりは遠く，そのような時代ははるかかなたにあると考えている。

第III部 アルツハイマー型認知症(アルツハイマー病)

文 献

(1) Alzheimer A: Über eine eigenartige Erkrankung der Hirnrinde. Allg Z Psychiat 64:146-148, 1907.

(2) Alzheimer A: Über eigenartige Krankheitsfälle des späteren Alters. Z Neurol Psychiat 4:356-385, 1911.

(3) Amaducci LA, Rocca WA, Schoenberg BS: Origin of the distinction between Alzheimer's disease and senile dementia: How historycan clarify nosology. Neurology 36:1497-1499, 1986.

(4) Amaducci LA: Alzheimer's original patient. Science 274:328, 1996.

(5) Beach TG: The history of Alzheimer's disease: Three debates. J Hist Med Allied Sci 42:327-349, 1987.

(6) Berrios GE: Alzheimer's disease: A conceptual history. Int J Geriat Psychiat 5:355-365, 1990.

(7) Boller F, Forette F, Khachaturian Z et al (eds): Heterogeneity of Alzheimer's Disease. Berlin: Springer, 1992.

(8) Braunmühl A von: Alterskrankungen des Zentralnervensystems. Senile Involution. Senile Demenz. Alzheimersche Krankheit. von Lubarsch O, Henke F, Rössle R (hrsg): Handbuch der speziellen pathologischen Anatomie und Histologie, 13/1A. Berlin: Springer, 1957, pp 337-539.

(9) Chui H, Teng EL, Henderson VW et al: Clinical subtypes of dementia of the Alzheimer type. Neurology 35:1544-1550, 1985.

(10) 藤澤浩四郎:痴呆の病理学.飯島宗一ほか(編):現代病理学大系,第23巻B.東京:中山書店,1993, pp 249-284.

(11) Graeber MB, Kosel S, Egensperger R et al: Rediscovery of the case described by Alois Alzheimer in 1911: Historical, histological and molecular genetic analysis. Neurogenetics 1:94-97, 1997.

(12) Graeber MB, Kosel S, Grabson-Frodl E et al: Histopathology and ApoE genotype of the first Alzheimer disease patient, Auguste D. Neurogenetics 1:223-228, 1998.

(13) Ito Y, Yamada M, Yoshida R, Matsushita M et al: Dementia characterized by abundant neurofibrillary tangles and scarce senile Plaques: A quantitative pathological study. Eur Neurol 36:94-97, 1996.

(14) Kraepelin E: Psychiatrie, 8 Aufl. 2 Band-1Teil. Leipzig: Johann Ambrosius Barth, 1910, pp 593-632.

(15) 松下正明:アルツハイマー病研究の源流——とくに老年痴呆との関連をめぐって.神経精神薬理 13:669-679, 1991.

(16) 松下正明:アルツハイマー病の100年.臨床精神医学 28:1611-1617, 1999.

(17) 松下正明:抗痴呆薬開発の戦略.老年精神医学雑誌 11:139-144, 2000.(本書第12章)

(18) 松下正明:アルツハイマーの悩み,クレペリンの悔い.科学医学資料研究 312:1-

12, 2000. (本書第6章)
(19) Maurer K, Volk S, Gerbaldo H: Auguste D and Alzheimer's disease. Lancet 349:1546-1549, 1997.
(20) Mayeux R, Stern Y, Spanton S: Heterogeneity in dementias of the Alzheimer type: Evidence of subgroups. Neurology 35:453-461, 1985.
(21) Müller Ch, Ciompi L (eds): Senile Dementia. Bern: Hans Huber, 1968.
(22) Pertersen RC: Clinical subtype of Alzheimer's diseae. Dementia Geriat Cogn Disord 9 (Suppl3):16-24, 1998.
(23) 辻山義光:特発性脳萎縮——アルツハイメル病・ピック病・クロイツフェルト-ヤコブ病. 東京:南江堂, 1963, pp 1-40.

第IV部　血管性認知症，ピック型認知症

第IV部　血管性認知症，ピック型認知症

第9章　血管性認知症の症候をめぐって

　今から40年ほど前の昭和44，45年頃のことである。医者になってから6〜7年目，ある程度の臨床経験や研究実績を積み，そろそろ一生の問題としてこれからの精神科医としての方針を考えはじめた頃のことである。私は都立松沢病院の医員で，女子の老人病棟を担当していた。松沢病院は伝統的に脳器質性精神疾患患者を数多く入院させていたが，その老人病棟では血管性認知症やアルツハイマー型認知症，ピック型認知症などの患者さんが大勢入院していた。そのような患者さんを診療しながら，自分は将来老年精神医学を専門としていこうと決心したのであった。その決心には，大学院時代以来，精神医学研究の方法として神経病理学を専攻しており，その方法に老年期の器質性精神疾患はぴったりであったという事情も関わっていた。

　しかし，西暦でいえば1970年前後，日本では老年精神医学を専攻する人は少なかった。私見であるが，日本で本格的な老年精神医学という分野が誕生するにあたって，1954（昭和29年），日本精神神経学会で，「老人の精神障害」のテーマでシンポジウムが開催され，大阪大学の金子仁郎，鳥取大学の新福尚武，松沢病院の猪瀬正の諸先生がそれぞれの立場から講演し，その記録が，1955年の精神経誌に掲載され，さらに1956年に医学書院から『老人の精神障害』（三浦百重編）として単行本化されたことがひとつの大きな契機になったと考えている。それは，その後，上記の三先生の影響のもと，大阪大学，慈恵会医科大学，松沢病院から，それぞれ西村健，長谷川和夫，柄澤昭秀，清水信，横井晋，石井毅，そして私などが輩出し，そこを中心として日本の老年精神医学が築かれてきたことを考えても明らかである。このように日本の老年精神医学は，1955年前後を出発点とするならば，戦前からの精神医学の歴史のなかでは新興の領域であって，1970年代においてもその事情には変

わりはなく，老年精神医学を専門とする人が少なかったのもやむをえないことであった。

そのような状況のなかで，私の最大の関心事は，臨床症状を詳細に観察し，死後の脳検索を十分に行い，臨床と脳病変との相関を考えることであった。疾患の病因を解明するというよりは，老年期の脳器質性疾患にみられる多彩な精神症状が脳のどのような病変によって発症するのかがまずもっての関心事であったといってもよい。いや，それだけではない。当時，もちろんCTなどの神経画像法は存在せず，また，特異的な検査技法もなく，老年期の器質性精神疾患の診断は臨床症状と経過によってなされるのが通常であった。一般的な知識やそれまでの経験から老年期の認知症の患者さんの臨床診断を行い，死後の脳検索によってその診断が正しかったのかどうかを判定し，そのような事例を重ねながら，老年期の脳器質性疾患の臨床症状の特徴を把握していかねばならないという臨床における緊要事でもあったのである。

一度経験したらもはや忘れることがないというほどに特異な精神症状を示すということもあって，当時の私が最も関心を抱いたのはピック型認知症（ピック病）であった。そして，ピック型認知症（ピック病）の症例報告をしたり，特異な臨床症状として，当時同僚であった吉田哲雄さんたちと一緒に「立ち去り行動」という概念を提出したりした[14]。当時，ピック型認知症（ピック病）の臨床，さらに神経病理学的検索に加えて，ピック型認知症（ピック病）に関する文献を，とくにドイツ語の論文を読み漁ったことを今でも鮮やかに思い出すことがある。しかし，ピック型認知症（ピック病）はさすがの松沢病院でもそれほど多くみられるということはなく，したがって，私自らの研究の方向は，血管性認知症とアルツハイマー型認知症，とくに，血管性認知症に向かっていった。

あえていうまでもなく，1970年代の時期に血管性認知症という病名があったわけではない。当時は，長期にわたる伝統的なドイツ精神医学の強い影響を受けて，脳動脈硬化症，あるいは脳動脈硬化性精神障害という用語が一般で，ときには，脳血管性精神障害，脳卒中後精神障害などの病名も使われて

いた。Binswanger O や Alzheimer A のオリジナルの研究，あるいは Kraepelin E や Spielmeyer W らの総説以来の用語の和訳であって，世界的にも一般的であった。とくに，Alzheimer の研究[1]，Kraepelin や Spielmeyer の総説[7][12] は私の座右の書であったことを思い出す。

1973年，雑誌『精神医学』が特集「痴呆の臨床と鑑別」を企画し，そこで執筆依頼を受けて書いたのが「老年痴呆と動脈硬化性痴呆」という論文であった[8]。私にとって，血管性認知症関連での初めての論考にあたるが，そこでは，自験例をもとにアルツハイマー型認知症と血管性認知症との臨床症状の鑑別を論じ，血管性認知症では，一般に「まだら痴呆」が特徴とされているが，経過の進行につれ高度の認知症に至るものも多いこと，しかし高度の認知症に至っても人格の核心は保たれ，病識や自己の洞察は最後まで保たれること，感情失禁は本症に特徴とされているが，必ずしもすべてにみられる症状ではないこと，夜間に落ち着きがなくなり，ときには夜間せん妄をきたすのは本症に特徴的であることなどを両疾患の臨床的鑑別として注意すべきことを強調した。また，本論文で，「動脈硬化性痴呆」という用語を少なくとも日本では初めて用いたことを思い出す。

臨床的にアルツハイマー型認知症と血管性認知症をどのような症状をもって鑑別するのかというのが当時の私の最大の関心事で，そのひとまずの結論を集約したのが，「多発梗塞性痴呆をめぐる2，3の問題」[10] と「老年期における痴呆とその形態学的背景」[11] の2つの論文であった。

前者[10] は，雑誌『精神医学』が創刊20周年記念特集を組み，その一編として寄稿したもので，そこで論じたことの1つは，当時欧米ではアルツハイマー型認知症が血管性認知症に比して非常に多い反面日本ではその逆であるということが論じられており，本当にそうであるのか，その事実は一体何を意味するのかということを松沢病院における解剖例から論じることであった。とくに，New Castle upon Tyne の Roth 学派の Tomlinson BE ら[13]などの一連の研究が刺激的で（ちなみに，1970年代，私が最も影響を受けたのは Sir Martin Roth および彼の門下生たちの業績であった），彼らは，7対3の割合で前者の

疾患が多いことを強調していた。また，アメリカやドイツからの報告もTomlinsonのそれと同様であった。一方，私の松沢病院における老年期認知症の剖検例125例の内訳をみると，血管性認知症が83例，アルツハイマー型認知症が17例，アルツハイマー病が8例，両者の混合型が7例であった（ちなみに，ピック型認知症が10例）。両疾患の比率は1対3.3で血管性認知症が多く，剖検例とはいえ彼らの知見とまったく異なっていた。そのことについて，私は，両者のデータの差が著しいことの背景として，「日本とイギリスとの人種，生活，社会環境，食習慣，その他の栄養状況などの相違が，両疾患の出現頻度の違いとして現われているのかもしれない。今後解明されるべき重大な問題点であろう。少なくとも現時点では，老年期における痴呆において，血管病変の果たす役割は，一次性の変性過程に比べて少ないとする最近の学説は，本邦ではここしばらく，その正否の判定は保留しておいたほうがいいであろう。むしろわれわれは，やはり従来の意見のように，多発梗塞性痴呆のほうが老年痴呆より数が多く，老年期の痴呆の発症にあたっての脳血管性病変の占める位置はきわめて高いことを強調しておきたい」と結論した。なお，この結論を現代の観点から振り返ってみればどうなるのであろうか。

1989〜90年，私が横浜市立大学の教授在任のとき，教室総出で，横浜市全域における対象者5000人に及ぶ大規模の高齢者実態調査を行った。その結果，在宅における認知症高齢者において，アルツハイマー型認知症が血管性認知症よりも頻度が高いというデータが得られた。その前後より，日本各地での高齢者実態調査においても，アルツハイマー型認知症が多いというデータが相次ぐようになってきた。現在では，日本において，血管性認知症が多いというデータはほとんど得られなくなっている。したがって，30年前に私が結論したことに関しては実態のうえでは異なってきたといえるが，両疾患の比率が欧米諸国と同じになってきたのかどうか，また，アルツハイマー型認知症が多くなってきたことの理由として，総人口の高齢化が進み，そのパターンが欧米タイプになってきたことが挙げられているが，その理由だけ

ですべて説明が可能であるのかどうか、私が先に強調した環境因子、栄養因子の相違が理由のひとつとならないのかどうか、未だ解明されていないと私は理解している。

その論文[10]で述べた第2は、従来からの問題意識である血管性認知症とアルツハイマー型認知症の臨床的鑑別の問題で、そのテーマに関しては、次の論文[11]で詳述することになる。第3は、臨床症状、とくに認知症の程度と脳病理所見が相関するのかどうかを論じたことであった。世界的には、やはり、Roth学派の仕事、とくにTomlinsonやBlessed Gらの研究が光っていて、そこでは、脳の梗塞巣の容積と認知症の程度が相関することが提示されていた[13]が、私は、自らの病理検索をもとにして、大きな病巣があれば認知症と比例することはTomlinsonの主張の通りだとしても、単に梗塞巣の容積だけを論じるのではなく、梗塞巣の局在の問題、あるいは「病前性格、体質、素因といった病者のもつ個体としての特性、脳病変が症状発現を生じさせる閾値における個人差、といった種々の因子を無視するわけにいかない」と結んだ。第4に論じたことは、病変の局在論のひとつとして、後頭葉性認知症のことであった。両側の後頭葉内側下面に梗塞巣があり、それによって特徴的な症状がみられることは、1902年のDide Mらの報告[3]以来、とくにフランス語圏内では注目されていたが、本邦では報告がなく、たまたま私が松沢病院でその1例を経験したので、その例をこの論文[10]で詳細に記述したのである。私が名づけた「後頭葉性痴呆」は、病変としては、両側性の、舌状回、後頭側頭回、海馬回、視床などの後大脳動脈領域の梗塞巣があり、症状としては、視力障害、視覚性失認、地誌的空間的失見当、著明な記憶障害、遷延性・多動・興奮性せん妄状態を特徴とする疾患である。とくに、遷延するせん妄状態が特異的であることを強調した。「後頭葉性痴呆」概念は、精神症状の脳局在論の立場から言ってもきわめて示唆的であると考えているが、その後学会で本論文が引用されたり、「後頭葉性痴呆」概念が論じられたということを知らない。

なお、私は、この論文[10]で、それまでの「動脈硬化性痴呆」という用語

に換えて,「多発梗塞性痴呆」という病名を用いた。その頃,その概念が,Hachinski VC らによって提唱されたからである (5)。しかし,この概念も長続きはせず,私もまた,その後,「脳血管性痴呆」,続いて,「血管性痴呆」,そして現在では,血管性認知症という病名を用いている。動脈硬化症から始まって現在の病名に至るまでの用語の変遷はかなりめまぐるしいものがあるが,その背景には,疾患概念におけるものの見方,考え方の変遷があることを正しく認識しておく必要がある。しかし,ここではそのことについてはこれ以上論じることはしない。

後者の論文,「老年期における痴呆とその形態学的背景」(11) は,当時私が所属していた東京都精神医学総合研究所で毎年1回「精神研シンポジウム」が開催され,そこでの発表がフルペーパーとして雑誌『精神医学』に掲載されることになっていたが (現在に至るまでその慣行は続いている),その慣行に従って,1978年12月に開催された第6回精神研シンポジウム「老人の精神障害」で,私が講演したことを論文にしたものである。本論文では,老年期における認知症の多様性 (ここで,ハンチントン病や進行性核上麻痺にみる認知症,後に展開される「皮質下性認知症」概念の最初の記述をみることができる),アルツハイマー型認知症と血管性認知症の出現頻度のテーマに加えて,私の年来の研究テーマである両疾患の臨床的鑑別の問題を主要な課題として論じた。また,これまた後に私の研究テーマとなる,認知症のない老人脳の形態学的特徴についても論じた。血管性認知症とアルツハイマー型認知症の臨床的鑑別については,1979年の同時期に発表した前述の論文 (10) でも触れたが,この論文ではそれをさらに詳述したものである。両疾患の自験剖検例50例 (血管性認知症42例,アルツハイマー型認知症8例) を対象に,当時同様の研究を行っていた Hachinski (ischemic score) (6) や Birkett DP (2) などの研究を参考として,40ほどの特徴的症状を取り上げ,解剖例の病歴を retrospective に調べ,それらの特徴的症状の出現をチェックした研究である。その結果,統計的に有意な差がみられた症状として,血管性認知症では,局所性神経症状と神経徴候,脳卒中発作歴,構音障害,高血圧の既往,

第 IV 部　血管性認知症，ピック型認知症

人格の保たれ，情動失禁，刺激性の項目を，アルツハイマー型認知症では，失見当識，無関心，多動・徘徊，「もっともらしさ」の項目であることを指摘した。ちなみに，私が造語した「もっともらしさ」とは，「従来，人格の形骸化といわれている状態像で，一見もっともらしい応対を示し，挨拶は丁寧，はなしかけにも調子をあわせるが，しゃべっている内容を聞くと，状況認識がまったくできていず，高度の認知症や著しい見当識障害のためもあって，まったくトンチンカンな応答となる。すなわち，対人的，対社会的な言動や行動の枠組みだけは一つの習性として最後まで保たれている一方で，その言動の内容は状況にまったくそぐわない」という状態のことを表すものである。

そして，これらの統計的な有意差をみたいくつかの項目をもって，血管性認知症とアルツハイマー型認知症との臨床的鑑別法としての「天秤法」を考案して発表した。その詳細に触れる余裕はないが，「中央に支点のある一つの天秤を考え，左右におのおの等間隔に離れた作用点を各 6 箇所設定し，その作用点に上記の有意差をもった症状の項目をもった錘りをつるし，各点一斉に錘りをつるし」，天秤が左に傾けば血管性認知症，右に傾けばアルツハイマー型認知症とするという，今から考えればきわめて単純な，いわゆる定性的検査法だった。現在ではもはやそのような方法は省みられなくなっているが，一時は多少とも鑑別法として使われたものである。

その他に，この論文では，認知症のない老人脳の形態学という当時では誰も論じていなかったテーマを取り上げ，その結果の一部を示したが，後に世界的に多くの研究者が同様のテーマを論じ，その結果を私の論文がすでに先取りしていたことがわかって，そのような意味でも先駆的な論文であったと自負しているものである。後に，埼玉医大の深津亮さんが，「精神科臨床のための必読 100 論文」[4] のなかで，私のこの論文を取り上げられ，熱意をもって執筆した論文だけに，大変嬉しかったことを思い出す。

以上述べてきたように，私は，1973 年と 1979 年に，臨床症状，とくにアルツハイマー型認知症と鑑別という観点から，自らの神経病理学的研究をもとにした血管性認知症に関する論文を発表したが，その間に，当時の松沢病

院の後藤彰夫副院長の推薦もあって，中山書店から刊行されていた，『現代精神医学大系』(内村祐之総編集)の第18巻「老年精神医学」に，「脳血管性精神障害」という総説を書くことになった(9)。数多くの関連論文や著作を読んで，苦労して書き上げた結果のこの総説は，刷り上がりで本文16頁（400字原稿で70枚ほど），文献230件という，おそらく予定紙数をはるかに超えた長文の論考であり，今読み直してみると，不満の残る幼稚な作品であったという以外はないが，しかし，血管性認知症の総説を書くことでさまざまな勉強をしたことはその後の研究に大いに役に立ったことであった。

なお，この総説の幼稚さ，若気の至りといわざるを得ない内容が「おわりに」の文章にみえる。1975, 6年当時，私はこのようなことを考えていたのかという，今となってはまったく忘却のかなたにあったことを以下引用してみると，

「わが国では，脳血管性精神障害者の数が年々多くなり社会的関心を深めているのに反し，それを受け入れる医療の体制，その施設，治療の設備，専門医療・看護者などがまったく不足しているのはなげかわしいことである。特に精神病院における現状をみると，老人精神障害者を受け入れる体制は無に等しいといえる。さる高名な老人病院の医師が，老人ホームより精神病院に送られた人の予後を調べたら入院後平均1週間で死亡していると語ったのを聞いたことがある。病院というより姥捨て山といったほうがよい。それでも入院希望者はあとを絶たない。そして老人と聞いただけで入院を断られるという不満が大きい。手のかかる人は困るという医療の姿勢は反省すべきではあるが，著者の考えでは特に脳血管性精神障害ではできるだけ入院治療は避けるべきだと思う。たとえ入院させても治療の目的となる症状が安定すれば早急に家庭にもどすべきであろう。ところが現状は一度入院させてしまうと厄介払いができたとして引き取らない家族があまりにも多い。社会での家族の構造が変わったといえばそれまでだが，老人医療からみるとよい社会ではないように思える。家族のほうにも責任がある」。

第IV部　血管性認知症，ピック型認知症

　はっきりした記憶にないが，松沢病院の老人病棟での苦労が学術論文のなかに出てしまったようである。

　その後，1990年代までに，私は，血管性認知症に関する論文を少なくとも十数編は書いてきた。テーマは，主として，血管性認知症の亜型分類，ビンスワンガー型血管性認知症の臨床と病理，血管性認知症における大脳白質病変の意味，そして血管性認知症の病因論に関してであったが，しかし，もはやそれらの論文をここで紹介するつもりはない。

　現代においてとくに精神症状を主とした臨床症状の詳細な記述と分析は必要であろうが，実際には，そのことが軽視されてきているように思われる。そのひとつの大きな理由は，画像解析の発展にある。1980年代の初めのころであったか，私の先輩でもある著名な精神科医に，「あなたは血管性認知症とアルツハイマー型認知症との臨床的鑑別にどうしてそんなにこだわるのか。CT像を見れば両者の鑑別はすぐにわかるのではないか」とある種の皮肉をいわれたことがある。神経病理学をもってはじめて確認される脳の病変と放射線学上の物理的理論にもとづいて脳の病変と思われる変化をある方法をもって可視化された像とは必ずしも同一ではないという思想に立つ私にとっては，その皮肉には今でも納得できないが，しかし，医学一般では，脳画像が診断技法においてきわめて重要な所見であることについては等しく異存のない常識となっており，したがって，その常識に立つ現代の臨床家が症状の詳細な分析などを要求しないというのもわからないわけではない。

　また，脳画像技法の発展が，ほぼそれと並行して，剖検，すなわち神経病理学的検索への意欲を減じさせたという現状がある。脳画像と神経病理学的検索とは併存しなければならないという考えに立つ私の意見は少数派であって，現実は，剖検率の著しい減少を招いていることは周知であろう。

　さらに，臨床症状の記述と分析を軽視する理由として，DSM-IVに象徴される操作的診断技法の広範な受容を挙げることができる。くどくどと論じることはしないが，DSM診断基準にはさまざまな弊害があることが現今とく

にアメリカの学者から指摘されてきているが,そのひとつとして,操作的診断基準が臨床家の臨床技法の低下を招いていることを挙げることができる。

そのような議論の脈絡のなかで,血管性認知症の臨床においてもいわゆる症候学と診断学は今でもなお重要であることを強調したいと私はつねに念じている。

文　献

(1) Alzheimer A: Die Seelenstörungen auf arteriosklerotischer Grundlage. Allg Z Psychiat 59:695, 1902.
(2) Birkett DP: The differentiation of senility and arteriosclerosis. Brit J Psychiat 120:321-325, 1972.
(3) Dide M, Botcazo: Amnésie continue, cécité verbale pure, perte du sens topographique, ramollissement double du lobe lingual. Rev Neurol 10:676-680, 1902.
(4) 深津亮:精神科臨床のための必読100文献――松下正明　老年期における痴呆とその形態学的背景．こころの臨床アラカルト増刊号：186-188, 2003.
(5) Hachinski VC, Lassen NA, Marshall J: Multi-infarct dementia. A cause of mental deterioration in the elderly. Lancet ii:207-209, 1974.
(6) Hachinski VC, Linnette D, Zilhka E, Du Boulay GH, McAllister V, Marshall J, Russell RW, Symon L: Cerebral blood flow in dementia. Arch Neurol 32:632-637, 1975.
(7) Kraepelin E: Psychiatrie, 8 Aufl. Leipzig: Barth, 1910.
(8) 松下正明,石井毅：老年痴呆と動脈硬化性痴呆．精神医学 15：398-402, 1973.
(9) 松下正明：脳血管性精神障害．黒丸正四郎,新福尚武,保崎秀夫編：現代精神医学大系（懸田克躬ら責任編集）第18巻　老年精神医学．東京：中山書店, 1976.
(10) 松下正明,石井毅：多発梗塞性痴呆をめぐる2, 3の問題．精神医学 21：613-624, 1979.
(11) 松下正明：老年期における痴呆とその形態学的背景．精神医学 21：823-834, 1979.
(12) Spielmeyer W: Die Psychosen des Rückbildungs- und Greisenalters. In: Aschaffenburgs Handbuch der Psychiatrie, Leipzig: Franz Deuticke, 1912.
(13) Tomlinson BE, Henderson G: Some quantitative cerebral findings in normal and demented old people. In: Terry RD, Gershjon S (eds): Neurobiology of Aging. New York: Raven Press, 1976.
(14) 吉田哲雄,松下正明,長尾佳子,高橋洋子：前頭葉型ピック病の1例――前頭葉症状群ならびに「立ち去り行動」と関連して．精神経誌 83：129-146, 1981.

第IV部　血管性認知症，ピック型認知症

第10章　血管性認知症再考

　あらためて統計をとったわけではないが，最近，欧米の専門雑誌を読んでいると，血管性認知症（vascular dementia）関連の論考が多くみられるようになったという印象がある。総説的な論考もみられるようになった[9]。単なる印象判断であるが，欧米では血管性認知症研究がリバイバルしてきたかのようにみえる。この印象は，この10～20年の間，欧米では血管性認知症関連の研究報告はほとんどなかったのではないかという考えをもつ筆者にはある種の驚きであった。

　この間，日本では血管性認知症に関連した研究報告は数多く発表されているのに，欧米での状況は何故なのかという思いがずっと筆者につきまとい，さらにはその状況がきわめて奇妙に映っていたからである。おそらく，血管性認知症は，アルツハイマー型認知症に比べて，病態の解明が進んでおり，いまさら研究の対象となりえないということなのか，疫学的にはアルツハイマー型認知症よりは有病率が低いという臨床的な関心の低さからなのか，あるいはもっと根本的な問題として，血管性認知症概念や診断基準が曖昧なために研究のレベルでは論議の対象となりえなかったのか，思いつくさまざまな理由は単なる憶測の域をでないが，欧米における血管性認知症への関心の乏しさに筆者は異様さを感じたものである。

　それが，この数年，状況が変わってきたかのようにみえる。

　では一体なにが変わってきたのか，その変容はどのような臨床的，学問的な背景をもっているのか，本章のテーマはそこにある。

1. 血管性認知症の概念

　血管性認知症とは,「血管障害により脳に単発性(どこの部位でもよいというわけでなく,精神機能に重要な部位での単発性梗塞巣という意味で, a single strategic infarct という言葉が使われる。日本語には訳しにくい用語である),あるいは多発性の梗塞巣・出血巣・疎鬆化巣が生じ,そのために認知症症状が発症する状態」のことをいう。

　この定義は,以前であれ,現在であれ,変わることはないし,また,最近の情勢が変化したといっても,この概念自体が揺るぐということはないはずである。ところが,後述するように,欧米での最近の動向をみると,疾患概念に関わる議論が提起されてきたかのようでもある。筆者には,血管性認知症概念の理解が曖昧となり,血管性認知症とは何をいうのかという基本的な考え方に混乱が生じてきたかのようにもみえる。

　この定義で重要なことは,「そのために認知症症状が発症」という,いわゆる脳内での血管性障害に由来する梗塞巣・出血巣・疎鬆化巣（以下,梗塞巣など）と認知症発症との因果関係を明確にしなければならないという指摘である。因果関係を明確にすることはそう簡単ではないが,少なくとも,これらの梗塞巣などの病変以外の所見では認知症症状の発現を説明することができないという根拠が必要である。血管性認知症は,アルツハイマー型認知症同様,臨床・病理概念であること,つまり,この疾患には特徴的な臨床症状がみられるが,それだけの理由で血管性認知症と診断するわけにいかず,神経病理学的所見をもって,脳病変と認知症症状との因果関係が明らかになってはじめて診断がなされるということはしっかりと把握しておかねばならない。したがって,臨床診断に possible や probable という言葉が付記されるが,臨床診断はあくまでもそのような注釈をつける次元でのことであると理解されなければならない。

　ちなみに,筆者の知るかぎり,この数年の血管性認知症の議論のなかで,

神経病理学上の新知見が見出されたということはない。血管性認知症の一型であるビンスワンガー型認知症の病因をめぐる研究が散在する程度といっていいかもしれない。ビンスワンガー型認知症は数が多く，中等度から高度の認知症を呈し，血管性認知症群の中核となるタイプであるということは筆者の年来の主張であるが[18][19]，最近，血管性認知症で大脳白質病変が重視されてきていることは嬉しいことである。

2. 臨床診断基準と疫学調査

血管性認知症が最近話題になってきたひとつの側面は，この疾患の臨床診断基準をめぐる報告が増えてきていることである。筆者は，とくにアルツハイマー型認知症と比較して，血管性認知症の臨床診断が難しいことを主張してきたが[20]，その事実が広く認識されてきたかのようである。

臨床診断基準の検討がリバイバルされてきた理由ははっきりしないが，私見によれば，間接的には，高齢社会に伴いアルツハイマー型認知症患者の増加とその対策，それに伴って両疾患の鑑別診断の必要性が増大してきたこと，より直接的には，ICD-10による血管性認知症のコード化（あるいはそれに至るまでの専門的議論）によって，老年精神医学の臨床家に大きな関心を喚起したこと，臨床での脳画像検査法の発展によってアルツハイマー型認知症との対比での血管性認知症の再重視などにあると考えられる。

ICD-10の診断ガイドラインによれば，認知症の存在を前提として，均一でない認知障害，洞察力と判断力の保持，突然の発症，階段状の悪化，局所的な神経学的症状と徴候が特徴で，画像あるいは最終的に神経病理学的検査によって確定診断されるとされた。また，亜型分類として，急性発症の血管性認知症，多発梗塞性認知症，皮質下血管性認知症，皮質および皮質下混合性血管性認知症，その他の血管性認知症があげられた。このICD-10における診断ガイドラインは，まさに従来日本でさかんに議論され，ほぼ承認されてきた血管性認知症の特徴以外のなにものでもない。あたかも，日本の教科書

で記載された文章をそのまま引用したかのような印象を与える診断ガイドラインである。

おそらく，ICD-10 診断基準と分類に影響されたかと思われるが，1994 年にアメリカ精神医学会による DSM-IV 診断基準と分類，1992 年にカリフォルニア州のアルツハイマー病診断・治療センターによる診断基準（The State of California Alzheimer's Disease Diagnostic and Treatment Centers，以下，ADDTC 診断基準）(5) （表1），1993 年に国立神経疾患研究所による診断基準（The National Institute of Neurological Disorders and Stroke with Support from the Association Internationale pour la Recherche et l'Enseignement en Neurosciences，以下，NINDS-AIREN 診断基準）(25) （表2）が提唱されることになった。

ICD-10 を含め，これら4 つの診断基準をみると，それぞれの応用範囲が異なることに気づくであろう。ICD-10 や DSM-IV は，あくまでも臨床的な現場での基準であり，ADDTC や NINDS-AIREN は画像所見が診断基準に組み込まれるなど，より専門的な領域での，あるいは研究的立場からの診断基準と

表1　ADDTC 診断基準

Probable 血管性認知症：以下のすべての項目を満たす
  1　認知症
  2　現病歴，神経徴候，画像などによる2つ以上の卒中発作の証拠，あるいは認知症の発症と時間的に関連する1つの卒中発作
  3　小脳以外の部位で，CT あるいは T1 強調 MRI による1つ以上の梗塞巣の存在

Probable 血管性認知症の診断は次の項目によって支持される
  1　認知機能に影響することが知られている脳部位における多発性梗塞巣
  2　数回の一過性虚血発作の既往
  3　血管性の危険因子の既往　（高血圧，心疾患，糖尿病）
  4　Hachinski の虚血スコアの高値

Possible 血管性認知症
  1　認知症
  2　以下の項目のうち1つ
    1）認知症の発症と時間的関連が明らかでない卒中発作の既往
    2）ビンスワンガー病は，尿失禁と歩行障害の早期発症，血管性疾患の危険因子の存在，画像での広範な白質病変

第 IV 部　血管性認知症，ピック型認知症

なっている。したがって，これらの診断基準のなかでどれがもっとも有用であるのか，あるいは精度が高いのかという議論は重要ではない。

臨床的によく知られていることは，血管性認知症の臨床症状は多様多彩で，非典型例が多く，アルツハイマー型認知症に比べて，誤診が多いことである[20]。したがって，これらの診断基準を用いての診断と神経病理学的検査による病理診断との対比を検討することが必要である。Gold G ら[10]によると，89 例（血管性認知症 20 例，混合型認知症 23 例，アルツハイマー型認知症 46 例）の臨床診断と病理学的診断を比較した結果，血管性認知症診断の sensitivity は，ICD-10 で 0.20，DSM-IV で 0.50，ADDTC の possible 基 準 で 0.70，probable 基準で 0.25，NINDS-AIREN の possible 基準では 0.55，probable

表 2　NINDS-AIREN 診断基準

Probable 血管性認知症：以下のすべての項目を満たす
 1　認知症
 2　以下の項目によって定義される脳血管性疾患
  1) 神経学的局所徴候（片麻痺，顔面麻痺，バビンスキー徴候，知覚障害，視野欠損，構音障害）
  2) CT あるいは MRI による脳血管性疾患の証明（多発性の大梗塞，重要な部位における単発性梗塞，基底核や白質における多発性ラクナ，広範な脳室周辺の白質病変）
 3　以下の項目によって証明される認知症と脳血管性疾患との関連
  1) 卒中発作後 3 ヵ月以内での認知症の発症
  2) 認知機能の急激な障害，階段状経過

Probable 血管性認知症の診断に一致する臨床症状
  歩行障害の早期出現
  不安定歩行，頻回の転倒
  早期の排尿障害
  仮性球麻痺
  性格変化，気分障害，無為，うつ状態，感情失禁，精神運動性減退

Possible 血管性認知症：以下のような場合では，認知症と局所性神経徴候の存在によって Possible 血管性認知症と診断できる
 1　画像検査ができない
 2　卒中発作と認知症との時間的関連がないとき
 3　認知症や脳血管性障害の発症が緩徐で，かつ種々の経過をとるとき

基準で 0.20 であり，specificity は，それぞれ 0.94, 0.84, 0.78, 0.91, 0.84, 0.93 であったという。Specificity では 4 者間にそれほどの差はみられていないが，sensitivity では，ICD-10 や ADDTC の probable 基準，NINDS-AIREN の probable 基準で，0.3 以下の低率であったことはこれらの診断基準の見直しが必要であることを示唆している。しかし，Gold らの研究は，症例数が少なく，さらなる検討を要するであろう。

　このような種々の診断基準の提唱に応じて，世界的に，各地で血管性認知症の疫学調査が行われ始めたこともこの数年の傾向かと思われる。それらの詳細について，ここで述べる余裕がないが，Gold らの総説 (9) によれば，血管性認知症の有病率は，1,000 人あたり，5 人から 31 人まで，各国内での地域差を含め，国別の地理的な差も著しいという (4) (8) (11) (16) (23) (24) (29)。

3. アルツハイマー型認知症と血管性認知症

　血管性認知症が急に注目をあびるようになったもうひとつのきっかけは，アルツハイマー型認知症との関連に関する議論である。

　この 10 年，アルツハイマー型認知症の病態が詳細に解明されてきたことはよく知られている。簡単に要約すれば，ひとつにアミロイド・カスケード仮説があり，それによると，神経細胞の膜蛋白のひとつであるアミロイド前駆体蛋白が異常な切断を受けてアミロイド β 蛋白（amyloid β-protein；Aβ）が生じ，生じた Aβ が脳の組織内に沈着・凝集し，その凝集塊が神経細胞に毒性として作用する。神経細胞の壊死とそれに対するグリア反応，あるいは炎症性の成分が加味されて，いわゆる老人斑を形成する。一方，神経細胞内では細胞骨格蛋白に異常が生じ，リン酸化されたタウ蛋白が出現し，神経原線維変化が生成されるという。それ以外の機序としては，脳組織内で生じた酸化ストレスやカスパーゼ等の活性化によって神経細胞死をもたらす過程も存在する。

　さらに，これらの神経細胞の異常は，種々の神経伝達物質の異常をもたら

す。とくにアセチルコリンの伝達機能の障害が主であるとされ，いわゆるアセチルコリン仮説が提唱されたりしてきた。このようなアルツハイマー型認知症の脳内における病態は，その背景にあるいくつかの遺伝子異常とともに，その全貌が明らかにされつつある。

そして，それらのアルツハイマー型認知症病態の解明が，血管性認知症研究のリバイバルを促してきたことは強調されなければならないであろう。

というのは，アルツハイマー型認知症の病態のひとつとして脳内の循環障害が深く関わっていることが明らかになってきたからである。筆者自身，以前より，アルツハイマー型認知症における大脳皮質病変が大脳動脈の灌流域の境界部に強く出現することを明らかにし，アルツハイマー型認知症病変の出現に循環動態不全が関わっていることを指摘した[17]。筆者の主張が，アルツハイマー型認知症の脳病変が循環障害によって生じる説であるという誤解が生まれたが，そうではなくて，筆者は，アルツハイマー型認知症にみる老化性・変性性の脳病変が循環障害を起こしやすい部位に生じやすいことを明らかにしたのであった。病変に関与する因子として，pathogenetic factor（疾患の病因に関連する因子）と pathoplastic factor（病変の形成や病変の修飾に関連する因子）の2つがあるという病理学的見方があるが，筆者は，アルツハイマー型認知症脳では，循環動態が変性性病変に pathoplasic に働くということを主張したのである。

アルツハイマー型認知症脳に血管変化がみられることは1930～40年代よりよく知られている。小動脈や前毛細管レベルの血管壁にアミロイド蛋白が沈着し，その物質が血管外に出て脳内の老人斑の形成にあずかるという説，あるいは drusige Entartung der Arterien という所見は，1960年代に神経病理学を学び始めたわれわれにとって，Divry P の名とともに，周知のことであった。そのような次元で，アルツハイマー型認知症に血管病変因子と循環障害因子が強く関わっているという事実はきわめて重要なことであり，アルツハイマー型認知症の病態や病因を考える際にどうしても無視しえないことだと考えられる。このような問題意識のもと，「アルツハイマー病における血管因

子（Vascular Factors in Alzheimer's Disease）」という国際学会が組織され，第3回の会議が，2002年4月に京都で開催されたことはまだ記憶に新しいし[22]，そのテーマについて，最近，数多くの研究報告をみるようになってきた[1][6][7][14][21]。

しかし，アルツハイマー型認知症にみる血管因子，循環動態因子というレベルであればまったく問題はないが，この研究の流れが，血管因子から血管性認知症に拡大され，アルツハイマー型認知症も血管性認知症も同じ病因をもつ同一の疾患であるという論理に発展してくると，いささか奇異な感じをもたざるをえなくなる。

4. アルツハイマー型認知症と血管性認知症は同一の疾患か

アルツハイマー型認知症における血管因子や循環障害因子を強調する De la Torre JC は[7]，老人脳では，まず循環不全，hypoperfusion が生じ，それを原因として細動脈や毛細管の内皮細胞が変性し，基底膜が肥厚し，内腔が閉塞してくる。そのような血管変化により血液から脳内への糖や酸素の移動が障害され，神経細胞の核やミトコンドリアが障害を受け，その結果として，神経伝達物質の異常や蛋白合成に異常がみられ，そのひとつの現象としてAβの産生，沈着・凝集などが出現してくる，と述べている。つまり，アルツハイマー型認知症の病態として提唱されているアミロイド・カスケード仮説やアセチルコリン仮説の前段階に脳の循環障害が生じており，そのことがアルツハイマー型認知症の病態にとって最も基本的なことであるという。

このような仮説の提唱自体は，それに賛成するかどうかはともかく，とりたてて異論を挟むべきでないが，しかし，この仮説から，血管性認知症もまた最初に血管障害があり，次いで循環障害，さらには梗塞巣が生じることが基本であることから，ひとつはAβの産生・沈着・凝集，ひとつは梗塞巣という違いはあるにしても，両者は同一の基本的病態を有しており，したがって，アルツハイマー型認知症と血管性認知症は同一の疾患カテゴリーにある

とみなすべきであるという考えにまで至ると，いささか首を傾げたくなる[13][15][27][28]。

多くの血管因論者が主張するように，両疾患を同一の疾患過程として理解する背景には，単に脳の病理学的所見のみでなく，臨床的，とくに疫学的研究，リスクファクター研究による成果がある[2][3][12][26]。アルツハイマー型認知症のリスクファクターとして，アポリポ蛋白E4に関する知見とともに，高血圧や血中コレステロール値，脳卒中発作が取り上げられてきているが，これらのリスクファクターはまた血管性認知症の危険因子でもある。

しかし，筆者は，アルツハイマー型認知症における血管因子，循環動態因子の重要性を認めることにやぶさかではないが（というより，先述したように，以前より筆者はその重要性を強調してきた），だからといって，両疾患が同一のものであるとはまったく考えない。一方では，Aβの産生・沈着・凝集やタウ蛋白の異常が主要所見としてあり，他方では大小の多発性の梗塞巣や白質の疎鬆化が主体であるということは，疾患概念の基礎となる神経病理学的所見が基本的にまったく異なることを示している。Aβの産生等に循環障害がかかわっているという説がたとえ正しいと仮定しても，変性的病変と循環障害性病変とを混同すべきではない。さらに，病変の分布がまったく異なっていることも重要である。アルツハイマー型認知症では，病変は全脳の大脳皮質を侵すプロセスが関わっており，血管性認知症では，梗塞巣以外の脳部位では機能がおかされていないことが特徴である。このようなことから，病態の一部に類似性があるとしても，アルツハイマー型認知症と血管性認知症はまったく異なった病因，病態，病理，検査所見，臨床症状，経過などを示す疾患概念であることは改めて強調されてよい。

本章のタイトルを「再考」としたが，再考が再検討の意味として捉えられるのは筆者の本意ではない。世界的に，アルツハイマー型認知症と同一疾患概念という方向で，血管性認知症再検討という動きがあることに筆者は批判的で，だからこそもう一度，その本態を確認しておきたいという願いがあっての「再考」である。

文　献

(1) Breitner JCS: Vascular compromise promotes Alzheimer's disease. Neurobiol Aging 19 (4S):220, 1998.
(2) Breteler MMB: Epidemiological evidence of a connection between Alzheimer's disease and vascular dementia. Neurobiol Aging 19 (4S):150, 1998.
(3) Breteler MMB, Bots ML, Ott A, Hofman A: Risk factors for vascular disease and dementia. Haemostasis 28:167-173, 1998.
(4) Chiu HF, Lam LC, Chi I, Leung T, et al: Prevalence of dementia in Chinese elderly in Hong Kong. Neurology 50:1002-1009, 1998.
(5) Chui HC, Victoroff JI, Margolin D, Jagust W, et al: Criteria for the diagnosis of ischemic vascular dementia proposed by the State of California Alzheimer's Disease Diagnostic and Treatment Centers. Neurology 42:473-480, 1992.
(6) De la Torre JC, Hachinski V (eds): Cerebrovascular pathology in Alzheimer's disease. Ann NY Acad Sci 826:1-519, 1997.
(7) De la Torre JC: Cerebral hypoperfusion, capillary degeneration, and development of Alzheimer's disease. Alzheimer Dis Assoc Disord 14 (Suppl 1):72-81, 2000.
(8) Ferini-Strambi L, Marcone A, Garancini P, Danelon F, et al: Dementing disorders in north Italy: Prevalence study in Vescovato, Cremona Province. Eur J Epidemiol 13:201-204, 1997.
(9) Gold G, Fontana P, Zekry D: Vascular dementia: Past, present and future. Schweiz Arch Neurol Psychiatr 153:372-378, 2002.
(10) Gold G, Bouras C, Canuro A, Bergalio MF, et al: Clinicopathological validation study of four sets of clinical criteria for vascular dementia. Am J Psychiatry 159:82-87, 2002.
(11) Hebert R, Brayne C: Epidemiology of vascular dementia. Neuroepidemiology 14:240-257, 1995.
(12) Hofman A: Vascular factors and Alzheimer's disease: Epidemiologic evidence for a causal connection. Neurobiol Aging 19 (4S):220, 1998.
(13) Jellinger KA: Vascular dementia; Disease entity or Alzheimer's lesion? Neurobiol Aging 19 (4S):219, 1998.
(14) Kalaria RN, Ince PG (eds): Vascular factors in Alzheimer's disease. Ann NY Acad Sci 903:1-600, 2000.
(15) Kalaria RN：アルツハイマー病と血管性痴呆をどう鑑別するか——そのボーダーラインをどうとらえるか．老年精神医学雑誌 14：93-102, 2003.
(16) Letenneur L, Commenges D, Dartigues JF, Barberger-Gateau P: Incidence of dementia and Alzheimer's disease in elderly community residents of south-western France. Int J Epidemiol 23:1256-1261, 1994.
(17) 松下正明：Alzheimer 病の形態学的特徴．臨床神経学 26：1283-1286, 1986.
(18) 松下正明，河崎博，和田義明，大友英一：脳血管性痴呆における大脳白質病変の意義．臨床神経学 30：1351-1353, 1990.
(19) 松下正明：脳血管性痴呆の病理．老年精神医学雑誌 3：16-20, 1992.

(20) 松下正明:脳血管性痴呆——臨床症状. Clinical Neuroscience 11:1340-1343, 1993.
(21) Mattilla KM, Dirttila T, Blennow K: Altered blood-brain barrier function in Alzheimer's disease. Acta Neurol Scand 89:192-198, 1994.
(22) Nakajima K, et al (eds): Proceedings of World Congress on Vascular Factors in Alzheimer's Disease.
(23) Prencipe M, Casini AR, Ferretti C, Lattanzio MT, et al: Prevalence of dementia in an elderly rural population: Effects of age, sex, and education. J Neurol Neurosurg Psychiatry 60:628-633, 1996.
(24) Rocca WA, Hofman A, Brayne C, Breteler MM, et al: The prevalence of vascular dementia in Europe: Facts and fragments from 1980-1990 studies. EURODEM-Prevalence Research Group. Ann Neurol 30:817-824, 1991.
(25) Román GC, Tatemichi TK, Erkinjuntti T, Cummings JL, et al: Vascular dementia: Diagnostic criteria for research studies: Report of the NINDS-AIREN International Workshop. Neurology 43:250-260, 1993.
(26) Skoog I: The relationship between blood pressure and dementia: A review. Biomed Pharmacother 51:367-375, 1997.
(27) Skoog I: The interaction between vascular disorders and Alzheimer's disease. In, Iqbal K, Swaab B, Windblad B, Wiesnewski H (eds): Alzheimer's Disease and Related Disorders. New York: Wiley & Sons, 1998, pp 523-530.
(28) Skoog I:アルツハイマー病と血管性痴呆の類似性と境界. 老年精神医学雑誌 13 (増刊号):30-37, 2002.
(29) Woo JI, Lee JH, Yoo KY, Kim CY, et al: Prevalence estimation of dementia in a rural area of Korea. J Am Geriatr Soc 46:983-987, 1998.

第11章　Pick 病再考

　Pick 病（現在，筆者は，ピック型認知症（ピック病）という用語を好んで用いている。アルツハイマー型認知症，レビー小体型認知症等に倣ってのことである。しかし，本章は，オリジナルの際と同じく，Pick 病とする。ピック型認知症（ピック病）では煩雑にすぎるからである）はかつて限局性脳萎縮症と称されていた [1]。

　1892 年，Pick A によって最初の症例が報告されて以来，同様の症例が Pick によって次々と報告され，その仕事によって，当時の精神神経学界では普く「Pick の限局性脳萎縮症」として知られるようになっていた [2]。1926 年，大成潔・Spatz H [3] によって，Kraepelin E のいう疾患単位として，Pick 病と命名することを提唱されるが，その論文のタイトルはまさに「Pick の限局性大脳皮質萎縮(Pick 病)」であったし，本文中でもそのことが強調されている。また，その後もなお Pick 病の別名として限局性脳萎縮症がポピュラーであったことは，20 世紀前半のドイツ語，英米，フランス語圏等の論文をみると「限局性脳萎縮症（Pick 病）」と併記されていることを常としていたことによっても明らかである。

　つまり，Pick 病とは，肉眼的，組織学的所見からみた限局性脳萎縮と，それによって生じた特異な精神神経症状，経過，転帰を呈する一群の疾患のことを意味していた。この疾患概念がまずは本章の大前提となる。

　本章では，そのような脈絡のなかで，現今の前頭側頭型認知症論における Pick 病論を，とりわけその臨床的側面についての一端を述べることを目的としたい [4]。

第 IV 部　血管性認知症，ピック型認知症

1. Pick 病と前頭側頭型認知症

　筆者は，Pick 病と前頭側頭型認知症等との関連を表1のように整理している。
　部位を問わず，脳に限局性の萎縮[1]がみられる疾患を Pick 病として大きく捉え，その亜型として，前頭葉優位型萎縮症（前頭葉優位型 Pick 病），側頭葉優位型萎縮症（側頭葉優位型 Pick 病），両者の合わさった前頭葉・側頭葉優位型萎縮症，その他の限局性萎縮型を取り上げる[5]。実態としては，現今言われている，前頭側頭葉変性症，前頭側頭型変性症，前頭側頭型認知症などと重複する疾患概念である。
　この場合，当然のことながら，Pick 病は，臨床的・病理学的疾患概念である。
　病理学的な病変やその部位をもって臨床的な疾患概念とすることに関しては筆者は批判的である。病理学的疾患概念であれば問題ないが，それをもって臨床的疾患名とするならば，厳密な言い方をすれば，病理解剖をしなければ確定診断どころか暫定診断ですらできなくなる。しかし，病理学的病変としても，肉眼的な所見であるならば，それを臨床的診断としてもおかしくはない。脳画像技術の進歩で，主要な脳肉眼所見は生前においても明らかにすることができるからである。したがって，前頭葉優位型脳萎縮症，側頭葉優位型萎縮症という表現は臨床疾患名としても許されるであろう。

表1　Pick 病の分類

Pick 病	1	前頭葉優位型脳萎縮症（前頭葉優位型 Pick 病） 　前頭側頭型認知症を含む
	2	側頭葉優位型脳萎縮症（側頭葉優位型 Pick 病） 　語義失語，意味性認知症などのタイプを含む
	3	前頭・側頭優位型脳萎縮症（前頭・側頭優位型 Pick 病） 　前頭側頭型認知症を含む
	4	その他の亜型 　進行性非流暢性認知症，Neumann の皮質下グリオーシス，三山型脳萎縮症などを含む

2. Arnold Pick による報告

　周知のように，Pick 病の最初の例は，1892 年の「プラハ医学週報」にて報告された[6]。以後，1906 年までの 14 年間に，1892 年報告を含め，5 つの論文，8 症例が Pick 自身によって報告，記載された[7]。その 8 症例を簡単にまとめて表示する（表2）。

　一連の報告の中の最初の症例 August H[4][6] の簡単な病歴は次の通りである。

　死亡時71歳の男性。68歳頃より，もの忘れが出現，一過性の失神発作やせん妄状態が続くとともに，家庭内で妻に乱暴したり脅迫したりする異常行動，さらには言語の異常がみられてきた。71歳時に入院となったが，その折は，精神的には落ちついていたが，高度の記憶障害のほか特異な失語症が顕著であった。発語では語彙は保持されているが，言語了解がほとんど不能。物品呼称はできず，音読でも間違いが多く，文字理解，書字も不能であった。一方，復唱は可能であった。Wernicke-Lichtheim 図式による，超皮質性感覚失語症と診断された。入院 1 ヵ月後に肺炎で死亡。脳解剖所見で，左半球に軟化巣とは違った脳回萎縮があり，とくに左側頭葉の萎縮が目立った。

　最初の報告例とともに，Pick による報告例の中で最もよく知られているのが，1898 年に出された Apollonia Fritsch 例である[7]。

表2　Pick によって報告された Pick 病 8 例

発表年	名前	性	年齢	限局性脳萎縮部位
1892	August H	男	71歳	左側頭葉
1898	Apollonia Fritsch	女	70歳	左側頭葉
	Karoline Ruzicka	女	62歳	前頭葉
1901	Francisca Z	女	59歳	左側頭葉，第3前頭回，角回，島回
1904	Valchar Josefa	女	58歳	左側頭葉
	Jirinec Anna	女	75歳	左側頭葉
	Vlasak Petronilla	女	38歳	左側頭葉
1906	Vlasak Josef	男	60歳	両前頭葉，左第2, 3側頭回，左下頭頂回

151

第IV部　血管性認知症, ピック型認知症

　63歳頃から物品名の呼称を間違えるようになり，それが進行するとともに，性格が子どもっぽくなってきた。67歳時に受診したが，「私はどうしたらいいの」と繰り返すのみの発語。発語の障害のほかに言葉の理解が著しく障害され，診察の場では，質問の意味がわからず，診察中すぐに立ち上がり，医師の手を取って外に出ようとしたり，そばに置いてある物を取り上げてじっと眺めたりしていた。意味のわからない言葉を繰り返す。鍵，鏡，指輪，ナイフ，ペンなどの物品名がいえない。質問に対する答えが保続する。言語了解の障害は進行し，語彙は少なくなり，自らが発した言葉の意味がわからず，同じ言葉を繰り返す現象が目立ってきた。コミュニケーションはまったくとれない状態であった。このような状態は超皮質性感覚失語と診断された。症状は進行し，言語は何らの意味をもたない独り言にまで解体してきた。70歳で死亡。脳解剖で，左側頭葉の著しい限局性萎縮が主病変であった。

　Pickが報告した症例は側頭葉萎縮型が多かったこともあり，また，Pick自身が失語症の専門家であったということもあって，その症状の記述は失語症の状態像に詳しいという特徴がある。

　Apollonia Fritschの報告論文の第2例は，Karoline Ruzickaという62歳の女性で，20年前から頭痛に悩んでいたが，1年半前に発熱，せん妄状態となり，回復後から記憶障害が目立ってきた[7]。6ヵ月前の夫が死亡を契機にほとんど自発語がなくなってきた。とともに，言葉の繰り返し，質問されると質問された言葉を繰り返す現象が顕著となってきた。受診時，問いの言葉の繰り返し，問いの文章の最後の言葉の繰り返しが著しかった。たとえば，ナイフをみせて，「これは何？」と尋ねると，「これは何」と答える。「これはナイフですよ」と説明すると，「これはナイフですよ」，あるいは，「Wie alt？（おいくつですか）」と尋ねると，「alt, alt, alt, 50歳」と答えた。自発語は錯語が多く，自発書字は錯字がみられた。それ以外では，物品呼称ができない，読むことはできるが文章や言葉の意味がわからないのが目立った。しかし，物品の名前を指示すると再認でき，またその物品を正しく使用することができた。復唱や音読は可能であった。

受診1年2ヵ月後に死亡となり，脳解剖で，前頭葉に限局した著しい脳萎縮がみられた。

3. Pick 病（限局性脳萎縮症）への関心

Pick による限局性脳萎縮症は，その後，精神神経科医の大きな関心事となり，症例報告をベースとして多くの関連した論考が出されるようになってきた。引き続いて公にされてきたその後の関連論考を Pick 病の研究史とするならば，その研究史は大きく3つの方向でなされてきたといえるであろう。

1つは，多くの症例で，限局した脳萎縮部位は前頭葉優位か側頭葉優位のどちらか，あるいは両者の共存であることが明らかとなり[8]，しかもそれぞれの脳葉ではある一定の脳回のみが強く萎縮するというパターンも明らかとなって，そのことから，何故，前頭葉と側頭葉，さらには限られた脳回のみに萎縮がみられるのかという限局性脳萎縮部位に関する研究である。

そして，その萎縮部位は脳動脈の灌流域と関係しているとか，Flechsig が詳細に調べた髄鞘形成と関係があり，髄鞘形成が最も遅れた部位が萎縮するとか[9]，Brodmann の神経細胞構築と関連しているとか[3]，種々の仮説が提唱されてきたという研究史がある。現在では，神経系の発生で最も新しい部位に萎縮が限定するという説が最有力であるが，しかし，このような Pick 病の神経病理学的，あるいは神経解剖学的研究についてはここではこれ以上は触れない。

2つは，上記前頭葉優位と側頭葉優位の限局性脳萎縮症による特徴的な精神神経症状は何か，2つのタイプによる Pick 病の精神症状の相違は何か，という臨床的，症候学的研究である。1892年の Pick による原著の発表以来，この第2の研究の方向が Pick 病における関心事の中心となってきたといっても過言ではない。ある意味では，Pick 病は，精神疾患と神経疾患との中間に位置する疾患として，また，統合失調症，気分障害，人格障害などの機能性精神疾患とアルツハイマー病や進行麻痺に代表される脳器質性疾患との中間に

位置する疾患として、多くの精神科医や神経医の強い関心を喚起してきた。この特徴的な精神神経症状については次の 4 で詳しく触れてみたい。

3 つは、ある一定の脳部位に脳萎縮症が限局するとして、では、その原因、理由は何かという、いわゆる病因論に関する研究方向である。この分野については、第 1 のタイプで述べたように、神経発生上最も新しい連合野を中心として萎縮が進行するという発生学的立場からみた病因論、あるいは遺伝性の系統的神経変性症と位置づけた Spatz[1] の論考がよく知られているが、その後何十年という間、それ以上の進展がみられていなかった。しかし、最近は、変性性萎縮の基盤にある神経細胞の変性過程で細胞内に異常蛋白が蓄積することが明らかにされ、異常蛋白の発現の背景にある遺伝子異常とともに、Pick 病の病因論が急展開をしてきている。

しかし、種々の異なった異常蛋白の蓄積、遺伝子異常などが解明されてきたとしても、その生物学的多様性をもって、Pick 病の臨床的分類の基準にすることができないことだけは指摘しておきたい。もちろん、神経病理学的疾患分類としてそれらの多様性を基準とすることにはまったく異存はなく、またそのような試みは強く求められることであるが、もしその神経病理学的疾患分類をもって Pick 病の臨床的疾患分類に適用させるとするならば、おそらくその試みは当を得ないであろう。神経病理学的疾患概念が臨床的疾患分類に対応するためにはそれらの疾患概念が実際の臨床的多様性を十分に説明することができなければならないからである。

臨床的概念やその亜型分類を成立させるのは、神経細胞内における分子生物学的な病変ではなく、脳病変が存在する限局した脳部位の多様性と共通性である。病変部位の多様性と共通性が臨床症状や経過を規制するからである。そのような意味で、将来、分子生物学、あるいは分子遺伝学によって種々の発見がなされてきても、Pick 病の概念や表 1 のような Pick 病の分類は変わることがないと思われる。

4. Pick 病の臨床像

　上述したように，Pick 病の研究史において，その臨床像の特徴を確定する研究はひとつの中心的課題であった。その研究史のなかで，燦然と輝いているのは，Stertz G [10]，Schneider C [11] [12]，Braunmühl A - Leonhard K [13]，Guiraud P [14]，Mallison R [15] の研究である。さらに付け加えれば，われわれの仕事 [16] も Pick 病の臨床像解明に何らかの寄与をしたはずである。しかし，ここではこれらのレヴューはしない [4]。ただ，前頭葉優位型 Pick 病と側頭葉優位型 Pick 病の臨床的相違の解明に焦点をあてた Stertz（なお，Stertz の論文で提示された症例のすべては大成・Spatz の論考 [3] での症例で，そこで詳細な神経病理学的所見が提示されている）と Schneider の仕事だけは紹介しておきたい。彼らの報告は，前頭側頭型認知症の臨床を考える上でも貴重と思われるからである。

　Stertz の研究の対象は，側頭葉優位型の 2 例と前頭葉優位型の 1 例である [10]。

　側頭葉優位型の第 1 例は，Anna Bradt，死亡時 65 歳の女性（大成・Spatz [3] の第 1 例でもある）。一人暮らしのため詳細は不明であるが，以前から頭痛，弛緩発作がみられていたが，53 歳時に息子を認知できない，不潔，錯乱などの状態になっていることがわかった。62 歳時に受診。表情や身振りを伴った多弁，滞続言語 (stehende Redesarten)，常同行為が目立った。また，問いかけの言葉やその一部の反響的繰り返しが顕著であった。言葉では，言語の了解がまったくできず，喚語も著しく障害されていた。保続も見られた。読字，書字，数唱も障害されていた。

　その後，無欲，傾眠状態になってきたが，突然，活発になって不安，興奮状態になり，しばらくするとまた無欲状態になるなど，静と動が激変する状態が特徴的であった。記憶や記銘はある程度は保持されていた。まとまった行為はできず，状況の理解も病識も欠如していた。言語，表情，身振りでの

常同症は続いていた。また，意識障害を伴う弛緩発作が出現し，ときには発作重積状態になることもあった。

側頭葉優位型の第2例は，Therese Mühlich，67歳の女性（大成・Spatz[3]の第2例）。もの忘れから始まり，人を誤認し，家事もできなくなってきた。子どものように，訳もなく泣いたり，笑ったりするようになった。入院時，落ち着きなく，多弁。問いかけはほとんど理解できず，質問の言葉を反響的に繰り返していた。錯語がみられ，読字・書字には応じず，感覚失語とされた。また注意は散漫で，状況の理解はまったく不能であった。不穏で落ち着かない状態が数日続いた後，急に意識障害が出現し，死亡となった。神経症状はみられていない。脳解剖で，側頭葉に限局した萎縮がみられた。

前頭葉優位型の第1例は，Rosa Ruge，62（?）歳の女性（大成・Spatz[3]の第3例）。2年前（60歳）より，精神機能や記憶が徐々に障害され，行為もできなくなってきた。まったく興味を示さず，自分から話そうとしたり，自ら何かをやろうとすることがなくなった。無関心。他人が笑うとそれにつられて笑ったり，怒られたり罵られたりすると憤激した様子をみせるが，事態を理解したうえでのことというより一種の反響現象がみられた。静かにしているかと思うと，突然欲動的に不穏（triebhafte Unruhe）となったり徘徊したりした。視覚，聴覚の刺激には反応するが，一過性で続かない。しゃべるのも「はい」「いいえ」「わかりません」といった程度で，何もしゃべらくなってきた。その後，自発性の喪失が著しい状態が続いた。

以上のように，3例の症例から，Stertzは，側頭葉優位型脳萎縮症では，言語の理解が著しく障害される感覚性失語，反響現象，語漏などのほか，滞続言語が特徴的にみられ，前頭葉優位型脳萎縮症では，意欲，自発性の著しい減弱が特徴で，言葉としては，自発的に話さない緘黙，物品呼称・復唱・読字は拒否し，書字は不能であり，また問いを繰り返すような反響現象が著しく，他方，言語理解に関してはある程度可能で，一見して理解していないと思われる状態は自発性の欠如によって説明できると述べている。とくに，Stertzによって，滞続言語が記載されることになる。

第 11 章　Pick 病再考

　Schneider は[17]，Pick 病について，2 つの優れた論文を刊行している。
　第 1 の論文[11]の症例は，症例 1 の Jatzel，死亡時 50 歳の女性で，両側前頭葉，とくに第 1，第 2 前頭回に目立つ限局性脳萎縮症，症例 2 の Greppmager，死亡時 70 歳の女性で，両側側頭葉に限局した萎縮症であった。
　前頭葉優位型脳萎縮症の Jatzel 例の簡単な病歴は[18]次の通りである。
　47 歳頃より，平静にしているかと思うと急に欲動的不穏を示すようになった。次第に忘れっぽくなり，判断力も悪く，抑制がなくなった。性的にも逸脱行為がみられるようになった。入院時は，見当識は保たれていたが，多幸的，しかしほとんど口をきかず，ぼんやりと無為に過ごしていた。徐々に言葉がなくなり，2，3 の決まった言葉しかしゃべらない。落ち着きなく，一日中徘徊していた。また，通常はベッドに坐って無関心のまま周りをなんとなく見回しているが，急に一変して，欲動的な不穏を示し，室内を激しくうろつきまわるという現象がしばしばみられてきた。徐々に寝たきりとなった。
　症例 2 の Greppmager は[18]，12 年前の 58 歳頃より，忘れっぽくなり，他人の言葉の理解ができなくなってきた。また夫が亡くなってもその意味がわからなかった。61 歳頃より症状は進み，買い物でも関係のないものを買ってきたり，道のごみを拾ってきたり，外で会った娘を認知できなくなった。また，気分や感情が不安定となってきた。突然落ち着きなく徘徊することもみられた。日常生活で使用する物品が認識できず，その使い方もわからなくなった。入院時，病識はなく，診察中，突然立ち上がって室内を歩き回ったりする。記憶は比較的保たれていたが，物品呼称ができず，計算も不能であった。話しかけの言葉は理解できず，しゃべるのも錯語が目立った。感情は鈍麻，気分は不安定で，子どもっぽく児戯的であった。もっとも目立った症状は，非常に静かな落ち着いた状態と「欲動的興奮」状態とが交互にみられる現象であった。その後，徐々に上記の状態は進行し，動作や身振り，言葉の常同症が顕著となってきた。また失神発作もみられるようになってきた。
　第 2 の論文[12]の症例は，症例 1 の Moser，死亡時 67 歳の男性で，両側性の側頭葉優位型脳萎縮症，症例 2 の Naumann，死亡時 47 歳の女性で，第 1，

第 2 前頭回に目立った両側性前頭葉優位型脳萎縮症であった。

同じく前頭葉優位型脳萎縮症の Naumann の簡単な病歴を示す[18]。

45 歳頃より，仕事がはかどらなくなり，着衣も乱れ，自宅の場所もわからなくなり，買い物もできなくなってきた。意味不明の応答をし，語彙自体も少なくなってきた。入院時，発語は乏しく，ほとんどしゃべらなくなった。表情は笑っていても，周囲に関心があるわけでなく，まったくの無関心で，自発性も喪失してきた。ときどき怒り出して，興奮したり泣いたりわめいたりし，徘徊したりするが，一過性におわり，やがてまったくの緘黙無動となって，ベッドに寝たまま，空をみている状態になるというのが特徴であった。次第に衰弱して死亡。

Schneider は，これらの症例を通して，欲動的脱抑制 (triebhafte Hemmungslosigkeit) という，後には，おそらく側頭葉病変に由来するとされる状態像を記述することになる。この状態像は，彼の症例群では側頭葉優位型にも前頭葉優位型にもみられていたが，おそらく後者においては，病変が側頭葉にも及んでいたことによるとされている。つまり前頭葉優位型といっても，厳密には，前頭側頭に限局した脳萎縮症も混在していることが少なくない。

おわりに

筆者は，本章で，限局性脳萎縮症を広く Pick 病としてまとめること，限局性といっても萎縮が不規則に脳のどこの部位にでも生じるというのではなく，両側の前頭葉か側頭葉かに限局することが通常であること，前頭葉優位型脳萎縮症と側頭葉優位型脳萎縮症においては精神症状が異なること，それぞれの優位型における特徴的な精神症状については古くから数多くの研究があることなどを述べた。そしてその臨床的研究の一端を，Pick 自身の症例から始まって，Stertz（大成・Spatz の症例でもある）と Schneider の症例を提示することで示した。

その理由は，前頭側頭型認知症の臨床を理解するうえで，ほぼまるまる 20

第 11 章　Pick 病再考

世紀の 100 年間に及ぶ時間でなされてきた Pick 病の研究史を振り返ることが重要であると筆者は信じているからである。

　なお，ここでは詳述しないが，現在採用されている，前頭側頭型認知症の診断基準[19]は，筆者の論考では，前頭葉優位型脳萎縮症（前頭葉優位型 Pick 病）にあてはまる。従来の精神医学では，反社会的脱抑制行為や特有な人格変化として記述されてきた症状が，ここでは，「病初期，あるいは病期全体を通しての，性格の変化と社会行動の障害が主要な特徴である」と記述されている。脱抑制という症状は異常行為の原因となる状態に焦点をあてた記述であり，社会行動の障害は，症状の結果として現れてくる状態に着眼した記述で，両者は同様の事態を示している。そのような意味で，現今の前頭側頭型認知症はまさに従来の前頭葉優位型 Pick 病であることは疑いない。同様に，意味性認知症（日本では，田邉教授の主張もあって，語義失語）が側頭葉優位型 Pick 病であることも，その診断基準[19]から明らかである。そのことはすでに述べたことであるが[4]，あえて，本章でも繰り返し主張しておきたい。

文献と注

（1）ちなみに，ここで使われている「萎縮」という用語は，血管性障害による軟化巣や腫瘍による限局性病変などとは異なった「変性」という過程によって脳が萎縮する状態のことを示す純粋に病理学的概念である。次の論文を参照。

　　Spatz H: Die „systematischen Atrophien": Eine wohlgekennzeichnete Gruppe der Erbkrankheiten des Nervensystems. Archiv f Psychiat Nervenhk 108: 1-18, 1938.

（2）Alzheimer, A: Über eigenartige Krankheitsfälle des späteren Alters. Z ges Neurol Psychiat 4: 356-385, 1911.

（3）Onari K & Spatz H: Anatomische Beiträge zur Lehre von der Pickschen umschriebenen Grosshirnrinden-Atrophie ("Picksche Krankheit"). Z ges Neurol Psychiat 101: 470-511, 1926.

（4）Pick 病にかかわる諸問題については，故田邉敬貴さんとの共著『ピック病』で詳しく述べている。

　　松下正明，田邉敬貴：ピック病――二人のアウグスト．東京：医学書院，2008．

　　本章はそれと重複するところが多いが，ここではその著書で詳しくは触れなかったこと，触れたとしてもやや不正確であったことなどを主眼として論じることにする。

（5）Alzheimer 病で，病変が脳のある部位（側頭葉，とくに内側部であることが多い）

第 IV 部　血管性認知症，ピック型認知症

に強調されて萎縮がみられることは珍しくない．その場合は，脳病変が全脳にわたってみられるものの，ある部位に限局して病変が強調されるということであって，ここで述べられるような限局性脳萎縮とは異なる．

（6）Pick A: Über die Beziehungen der senile Hirnatrophie zur Aphasie. Prager Med Wschr 17:165-167, 1892.

（7）1892 年論文を除き，4 つの論文を以下に記す．拙著『ピック病』⁽⁴⁾ では 1892 年論文を含めて 9 論文を掲げたが，病理所見の記載不十分，あるいは限局性軟化巣を疑わせる症例など，現時点からみて Pick 病とするには異議があるものは除外し，以下の通りとした．

　　Pick A: Beiträge zur Pathologie und pathologischen Anatomie des Centralnervensystems. Berlin: S Karger, 1898.

　　Pick A: Senile Hirnatrophieals grundlage von Herderscheinungen. Wiener Klinische Wschr 14:403-404, 1901.

　　Pick A: Zur Symtomatologie der linksseitigen Schläfenlappenatrophie. Mschr Psychiat Neurol 16:378-388, 1904.

　　Pick A: Über einen weiteren Symtomenkomplex im Rahmen der Dementia senilis, bedingt durch umschriebene starkere hirnatrophie (gemischte Apraxie). Mschr Psychiat Neurol 19:97-108, 1906.

　　なお，1892 年の August，1898 年の Apollonia Fritsch，Karoline Ruzicka の 3 症例については，池村による抄訳がある．

　　池村義明：ドイツ精神医学の原典を読む．東京：医学書院，2008．

（8）脳を前頭葉，側頭葉，頭頂葉，後頭葉の 4 つの領域に分けるという作業は，解剖学的に科学的に証拠づけられているというのではなく，あくまでも人為的な区分にしか過ぎない．人為的に区分されたそれぞれの脳葉に厳密に限局された病変というのは実際にはありえない現象といってよい．現実にみられるのは，前頭葉に主要な萎縮があり，それに加えて，側頭葉や頭頂葉に病変が広がっている症例，あるいは側頭葉に主要な萎縮部位があり，その部位が前頭葉や頭頂葉にまで拡張している症例である．したがって，正確には，前頭葉優位型 Pick 病（前頭葉優位型限局性脳萎縮症），あるいは側頭葉優位型 Pick 病（側頭葉優位型限局性脳萎縮症）とすべきなのかもしれない．

　　なお，部分的には，頭頂葉や後頭葉が侵されることはあるとしても，頭頂葉優位型や後頭葉優位型の Pick 病は，いまだかつて，報告されたことはない．

（9）Gans A: Betrachtungen über Art und Ausbreitung des krankhaften Prozesses in einem Fall von Pickscher Atrophie des Stirnhirns. Z ges Neurol Psychiat 80:10-28, 1922.

（10）Stertz G: Über die Picksche Atrophie. Z ges Neurol Psychiat 101:729-749, 1926.

（11）Schneider C: Über Picksche Krankheit. Mschr Psychiat 65:230-275, 1927.

（12）Schneider C: Weitere Beiträge zur Lehre von der Pickschen Krankheit. Z ges Neurol Psychiat 120:340-384, 1929.

（13）Braunmühl A, Leonhard K: Über ein schwesterpaar mit Picksche Krankheit. Z ges Neurol

Psychiat 150:209-241, 1934.
(14) Guiraud P: Analyse du symptôme stéreotypie. Encéphale 31:229-273, 1936.
(15) Mallison R: Zur Klinik der Pickschen Atrophie. Nervenarzt 18:247-256, 1947.
(16) 吉田哲雄, 松下正明, 長尾佳子, 高橋洋子：前頭葉型ピック病の1例——前頭葉症状群ならびに「立ち去り行動」と関連して. 精神経誌 83：129-146, 1981.
(17) Carl Schneider (1891-1945) は, 1933年から1945年まで, ハイデルベルク大学精神科教授. 時期的には Pick 病に関する優れた論考を公刊した後, Schneider は, ナチス党員となり, ヒトラーに心酔するとともに, ナチスによる「生きるに値しない生命の抹殺」政策の流れのなかで, 精神障害者の殺害に積極的に関与していくことになった. 総計20～30万人の精神障害者が,「生きるに値しない生命」という理由で, 射殺, 毒殺, ガス室等で殺されていくが, それを実質的に指導した Schneider の責任は重い. 戦後, 戦犯に指名され, 拘置所で自殺. その経緯については, 拙著『ピック病』[4] に詳しく触れた. しかし, 業績という行為だけに限ると, Pick 病に関する彼の論考はきわめて優れたものであった.
(18) 病歴の記述は, 山崎論文からの引用とする.
山崎達二：Pick 病の臨床病理学的研究——とくに人格変化を中心として. 精神経誌 68：891-908, 1966.
(19) Neary D, Snowden JS, Gustafson L, et al: Frontotemporal lobar degeneration: A consensus on clinical diagnostic criteria. Neurology 51:1546-1554, 1998.

第Ⅴ部　認知症の治療

第Ⅴ部　認知症の治療

第12章　抗認知症薬の開発の戦略

　本章の目的は，これからの抗認知症薬開発はどのような方向に向かうのか，あるいは向かうべきなのか，その理由はなにかなどについて筆者なりの考えを述べることにある。個々の抗認知症薬開発の手続きや具体的なデータには触れず，それぞれの開発がもつ全体のなかでの位置づけ，つまり全体的視野に立った見通しを論ずることに話題を限定する。

　なお，抗認知症薬といえば，あらゆるタイプの認知症性疾患に対しての治療薬ということになるが，ここでは，アルツハイマー型認知症における抗認知症薬に限ることにする（したがって，以下，とくに断らないかぎり，認知症とはアルツハイマー型のことを指す）。

1. 現在に至るまでの認知症関連の薬物と新しい抗認知症薬

　なぜ，現在という時点（2000年）で，抗認知症薬開発の戦略を考える，あるいは見直す必要があるのか。これには2つの理由がある。

　1つは，昨年（1999年）11月，わが国で初めての抗認知症薬であるアセチルコリンエステラーゼ（acetylcholinesterase：AchE）阻害薬ドネペジル（donepezil，商品名アリセプト）が発売され（外国では，1996年にアメリカで，1997年に欧州で認可され，東南アジアでもすでに発売されている），アルツハイマー型認知症の改善の期待が膨らんできたこと，2つは，アルツハイマー型認知症の病態が，関連遺伝子の発見やアミロイドβ蛋白（amyloid β protein；Aβ）の生成から蓄積，またリン酸化タウ蛋白の異常蓄積などを含めて分子レベルまでの詳細がこの数年明らかにされてきたというアルツハイマー型認知症研究の急速な進展である。この2つの事態が，あらためて抗認知症薬の開発はこ

れからどのような方向に向かうべきなのかという問題意識をわれわれに喚起したといってよいであろう。

　抗認知症薬が初めて認可されたことが注目されているが，いわゆる抗認知症をターゲットとした薬物がこれまでになかったわけではない。とりわけ，1976〜77年のDavies PやBowen DM, Perry EKらによる脳や髄液中でのコリンアセチルトランスフェラーゼ（choline acetyltransferase：ChAT），AchEの著明な減少，1982年のWhitehouseらによるマイネルト基底核神経細胞消失など，アルツハイマー型認知症の本態としてアセチルコリン系の異常が報告されて以来，その神経伝達物質関連の薬物をはじめとして，脳循環改善薬あるいは脳代謝賦活薬といわれたさまざまな薬物が，形の上では保険適用の対象疾患とはされなかったにもかかわらず，実際にはアルツハイマー型認知症の治療薬として広く使われてきた。1980年代はそのような薬物の開発がもっとも多かった時期であったのだろう。そして，それらの薬物の治験の過程で，あるいは認可後の実施のなかで，アルツハイマー型認知症のごく一部に，一時期認知症の進行が止まったという症例を経験した人も少なくなかった。理論的にいっても，後述するように，アルツハイマー型認知症の病態として循環障害や酸化ストレスなどが指摘されていることからいえば，脳循環改善薬や脳代謝賦活薬にも何らかの効果があっても不思議ではなかった。

　しかし，不幸なことに，医療費削減という国の政策にも一因があって，これまでの，いわゆる抗認知症薬はほとんどすべて認可が取り消されることになった。再治験を行ったところ，有意な効果が得られなかったというのが主な理由であった。

　このような時代の流れのなかでの，1999年の抗認知症薬ドネペジルの認可・発売である。臨床のなかでこれまで頻繁に使用されてきた薬物が認可取り消しにされ，しかし一方では激増する認知症患者の治療を前にして途方にくれる専門医，とりわけ薬物の効果に期待を込めて治療やケアに応じてきた認知症患者や家族たちにとって，抗認知症薬の認可は近来にない朗報であったはずである。それだけに，厚生省や治験にたずさわった医師たちの責任は

重い。認可取り消しにあったそれまでの薬物と比較して、明らかに有効性が高いことを実際の診療のなかで実証していかなければならないからである。

　もっとも、抗認知症薬ドネペジルに過大な期待を寄せることには無理があるかもしれない。開発した会社自らが述べるように、この薬物は認知症の完全な改善をもたらすのではなく、認知症の進行を遅延させる、それも数年間の遅延の効果しかない薬物であるからである。したがって、厳密にいえば、抗認知症薬というよりは抗認知症進行薬とでもいえようか。しかし、そのように薬効に限界があるとしても、認知症治療にとって画期的な薬物であることには異論がない。

　それでは、なぜ、抗認知症でなく、抗進行なのであろうか。単に、この特定の薬物の効果が不十分にすぎないからなのか、あるいはAChE阻害薬自体に潜むもっと本質的な理由があるからなのか。そのようなことを考えることが本論考の主旨であるこれからの抗認知症薬開発の戦略に通じることになる。

2. アルツハイマー型認知症の病態

　この数年、アルツハイマー型認知症の病態解明が急速に進み、分子レベルでの詳細が明らかにされてきた。アルツハイマー病発見からおよそ100年に及ぶ研究の歴史のなかで、1990年代における研究の進歩には特記すべきものがある[2]。

　その詳細なデータをここで述べる余裕はないが、以下、筆者なりの理解にしたがって、アルツハイマー型認知症の病態研究の主要な潮流を眺め、この疾患の本態がどこにあるのかを考えてみたい。抗認知症薬開発の戦略の基本として、まずはその病態の本質を見極めることが必要だからである。

　まず、第1の流れは、アミロイド蛋白、Aβ蛋白（とくにAβ42）の生成と沈着・凝集、つまり、アミロイド前駆体蛋白（amyloid precursor protein；APP）からAβ42が異常な切断によって生成され、それが脳の組織内に沈着・凝集し、その凝集塊が近在にある神経細胞を傷害し、その死をもたらすという、

いわゆるアミロイド・カスケード仮説（アミロイド仮説）にもとづく病態の解明である。研究者によっては，この仮説がアルツハイマー型認知症のもっとも本質的な病態であると主張される。

　以下，アミロイド仮説の要点を記してみると，もともと脳内の神経細胞に存在する APP という膜蛋白は，正常の老化過程で，細胞膜貫通部分の中央部分で切断され，切断された断片は分解，消失されていくが，病的老化過程になると，APP 自体が増加し（第 22 染色体にあるアミロイド関連遺伝子の異常によって），APP での膜内の中央切断がなされず，貫通部分の一部である 42 個のアミノ酸からなる Aβ42 の N 末端，C 末端で異常切断され，Aβ42 が生成されることになる。その異常切断に，プレセニリン 1，プレセニリン 2 という蛋白が関与していることもわかってきた。また，最近の，家族性アルツハイマー型認知症を対象とした研究で明らかにされてきた関連遺伝子や危険因子アポリポ蛋白 E（apolipoprotein E；アポ E）が Aβ42 の生成・沈着・凝集と深い関わりがあることが明らかにされてきた。かくして，脳の大脳皮質に広範に生じた Aβ42 が，補体などの免疫関連物質とも結びついて，神経細胞の死をもたらすという。以上の一連の過程をまとめてアミロイド仮説というのである。

　さらに，沈着・凝集した Aβ がミクログリアやマクロファージを活性化させ，サイトカイン，とくにインターロイキンを介して，再び APP の産生，Aβ の沈着・凝集，あるいはリン酸化タウの生成に関わってくる。このいわゆる炎症過程がアルツハイマー型認知症の病態で重要な役割を果たしているのではないかという説がある。この説は，臨床的に，慢性リウマチ性関節症などで抗炎症薬を長期服用している人にアルツハイマー型認知症の発症が少ないという疫学的調査によって支持されるという。

　次の大きな流れは，神経細胞自体に一次的に関連していると思われる病態である。

　そのひとつは，細胞骨格をなす線維性蛋白の異常で，微小管を束ねているタウ蛋白がリン酸化（リン酸化タウ）されることによってその束ねが崩壊し，

いわゆる神経原線維変化が出現する病変であり、他のひとつは、いまなお病態が不明である神経細胞の原発的な死、おそらくはプログラム化された細胞死であるアポトーシスも含まれているが、しかしそれだけではないと考えられている細胞死の過程である。

一方、リン酸化タウのきっかけとなるプロセス、あるいはそれを促すプロセスとして、Aβが関与している可能性が指摘されている。つまり、リン酸化タウもアミロイド仮説のなかで説明されるという考えがある。もしそれが正しいとすれば、前述の2つの大きな病態の流れは、密接に関連していることになる。一方で、アルツハイマー型認知症における大脳皮質の広範な神経細胞の変性と死は、タウ蛋白の異常のプロセスのみでは説明できないことはすでに病理形態学的脳病変の局在から明らかにされていることから、リン酸化タウ蛋白の蓄積による神経細胞死とその蓄積とは無関係な原発性神経細胞死とは異なった病態によるものであるとみなすべきであろう。すくなくとも、両者を同一のプロセスによることが未だ実証されていないことから、原発性神経細胞死までもアミロイド仮説で理解するのは現在のところ不可能である。やはり、上記の2つの大きな流れは、接点があるとしても、ほぼ独立して存在しているとみるべきであろう。

さらに、別な流れとして、細胞の老化過程で重要な役割をとっているものとして従来から盛んに研究が行われてきた酸化ストレス、フリーラジカルもまた、アルツハイマー型認知症での神経細胞死に深く関わっていることが明らかにされてきている。細胞死のみならず、Aβの沈着・凝集にも関連しているといわれている。

また、アルツハイマー型認知症では、脳内の微小循環の障害があるという説も提唱されている。その説によれば、微小循環障害のために、酸素やぶどう糖の脳内における取り込みが障害され、そのことによって、Aβの生成と沈着・凝集、リン酸化タウの蓄積、原発的な神経細胞死が生じるとされる。

アルツハイマー型認知症の病態研究にとってはもっとも古くからある研究の大きな流れとして、すでに前述したように、神経伝達物質の機能異常、と

りわけ，1970年代半ばから主張されてきた，いわゆる「アセチルコリン仮説」がある。さらに，その後のおびただしい研究によって，アセチルコリンのみならず，セロトニン，ノルアドレナリン，GABA，グルタミン酸，ソマトスタチンなど多くの神経伝達物質や神経修飾因子の障害がみられることがわかってきた。「アセチルコリン仮説」というよりは「神経伝達異常仮説」といった方が正確かもしれないほどである。

この神経伝達物質異常仮説を，上述のさまざまなプロセスや病態のなかでどのように理解すべきなのか。「アミロイド仮説」と「神経伝達物質異常仮説」とはどのような因果関係にあるのか。あるいは，それらの種々の病態がみられるアルツハイマー型認知症という疾患にとって，神経伝達物質異常は原発的なものなのか，あるいは二次的なものなのかという検討は当然ながら必要である。

しかし，残念ながら，現時点では，この点に関しては十分に解明されていない。神経伝達物質機能異常が原発で，それに引き続いて，$A\beta$の生成と沈着・凝集が生じるという確たる証拠は未だ得られていないが，神経伝達物質の異常が，$A\beta$の生成，沈着・凝集に影響を及ぼしているという報告は散見されている。また，ミクログリアの活性化やサイトカインなどの炎症過程に，神経伝達物質の異常が関与しているという報告もみられている。一方，神経伝達物質の異常がリン酸化タウの蓄積と直接的に関連するという報告はまだみられていない。

もっとも考えられるのは，リン酸化タウの蓄積による神経細胞の変性と死やその蓄積とは無関係の原発的な神経細胞変性と死，さらには$A\beta$沈着・凝集によって生ずる神経細胞の変性と死によって，神経伝達物質の生成や機能異常が生じたとする病態である。

以上，アルツハイマー型認知症に関連した病態について，昨今大きく発展してきた研究の成果を参考にしながら，きわめて大雑把に私見を述べた。その結論は，その病態には，$A\beta$の生成，沈着・凝集（炎症過程を含めて），リン酸化タウ，酸化ストレス，循環障害，原発的細胞死（アポトーシスを含め

第Ⅴ部　認知症の治療

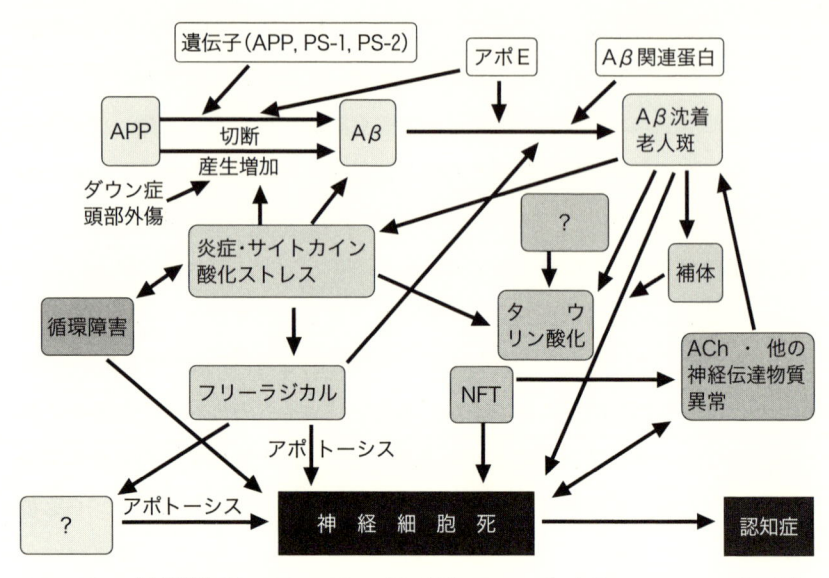

APP；アミロイド前駆体蛋白，Aβ；アミロイドβ蛋白，PS-1；プレセリニン1，PS-2；プレセリニン2，ACh；アセチルコリン，NFT；神経原線維変化

図1　アルツハイマー型認知症の病態

て），アセチルコリンを主とした神経伝達物質異常があり，それらはそれぞれ密接に関連はしているものの（図1），現在のところ，それらを統合してひとつの基本的な病態として捉えることは困難であるということである．つまり，アルツハイマー型認知症の背景にはさまざまな病態があることが明らかにされてきたが，しかし，その根源にひとつの病因を想定することにはいまだ成功していない．

3. 抗認知症薬開発の現状

鍋島俊隆は[3]，1997年時点で，わが国で臨床治験中の抗認知症薬は42種類で，適応症の追加の6種類を除くと，新規薬物は36種類の多きを数えると述べている．その臨床治験中の薬物は，①神経伝達機能改善薬（アセチルコリン作動性神経系作用薬，コリン系以外のモノアミン作動性神経系作用薬な

170

ど），②神経細胞内情報伝達物質系，③神経ペプチド系作用薬，④神経栄養因子様作用薬，⑤脳エネルギー代謝改善薬，⑥その他，に大別される．なかでも，神経伝達機能改善薬がその大部分を占め，とりわけ，コリン系作動薬が中心となっている．コリン系作動薬には，AChE阻害薬，ムスカリン性アセチルコリン受容体作動薬，コリン再取込み促進薬，δ受容体作動薬，ニコチン性アセチルコリン受容体作動薬があるが，前二者の薬物治験が目立っている．

このような抗認知症薬の治験が，2000年という時点でどのように進行しているのか，治験にたずさわっていない筆者には不明であるが，いずれにしても，わが国における抗認知症薬開発の現状は，もっぱら神経伝達機能改善の方向に向いていることは確かなようである．

一方，米国での現状はどうであろうか．毎年刊行されている米国医薬品協会による「新薬開発情報」1999年版[1]によれば，アルツハイマー型認知症を対象としている薬物が21種類あげられている．そのうち，神経伝達機能改善薬は11種類で過半数を占めるが，ほかに，抗酸化ストレス関連薬，エストロゲン関連薬，プロスタグランジン関連薬などがみられているのはわが国にない特徴と思われる．

4. 抗認知症薬開発の展望

すでに略述したように，アルツハイマー型認知症の病態についてかなり詳細のことが解明されてきた．その詳細のうち，どれが本質的なことであり，いずれが随伴的なことであるのか，いまなお不明なことが多く，これからはそのような観点からの研究が進められなければならないが，ともあれ，これからの抗認知症薬の開発は，その解明されてきた病態にもとづいてなされるべきであろう．

そして，その観点からいえば，抗認知症薬の将来は，①APPおよびAβ関連，②リン酸化タウ関連，③抗炎症作用薬，④抗酸化ストレス関連薬，⑤神

経成長因子関連，⑥エストロゲン関連，⑦神経伝達機能改善薬，⑧神経ペプチド，⑨微小循環改善関連，などの方向があると考えられる。とくに，Aβ関連でいえば，APP過剰産生の抑制，APP切断異常の阻止（β，γ-セクレターゼの阻害），Aβ産生の抑止（aspartyl protease阻害，α-セクレターゼ促進），Aβ凝集阻止（フリーラジカル・スカベンジャー，キレート作用薬），Aβの清掃促進などが，さしあたりまず開発の対象となるであろう。

1999年末のScience誌上でも紹介されていたが，β，γ-セクレターゼ阻害薬の治験が米国ではすでに開始されたという。また，Aβ関連では，抗炎症作用薬も重要で，抗認知症薬としての認可はまだであるが，インドメタシンがアルツハイマー型認知症に使用され，その効果に関する報告が散見されている。タウ蛋白のリン酸化に関わる酵素（GSK-3βなど）がわが国の研究者によって発見されているが，その酵素の阻害薬がタウ蛋白のリン酸化を抑止するかもしれないことが予測されている。また，Aβやタウ蛋白とも関連が深く，原発的な神経細胞の変性や死とも関連する抗酸化ストレス関連の薬物も，脳の老化現象への関わりという意味で，きわめて大きな役割をとるのではないかと思われる。

以上のAβ関連とタウ関連，および抗酸化ストレス関連の薬物が，従来の開発の主役であった神経伝達機能改善薬とともに，これからの抗認知症薬開発の主流となっていくのではと筆者は考えているが，さきのアルツハイマー型認知症の病態の項で触れなかった神経栄養因子，あるいはエストロゲンなどの女性ホルモン，あるいは循環改善薬にもまた，大きな期待が寄せられている。

しかし，薬物開発の戦略としてもっとも重要なことは，現在知られているアルツハイマー型認知症の病態からみて，ひとつの方向をもった薬物だけで認知症を阻止することは不可能であるという立場に立つことであろう。上述した9つの方向をもった薬物をさまざまに組み合わせて用いなければ，図1に示したきわめて錯綜したカスケードを断ち切ることができるわけがない。前述したように，AChE阻害薬が，認知症の進行を遅延させることはできて

も，認知症そのものを改善させることができないとしたのは，アルツハイマー型認知症の病態でも，あるいは図1からも明らかなように，神経伝達物質の異常は全体の病態のなかでほんの一部分を占めているにすぎないからである．

もっとも，Aβやタウ関連の薬物が抗認知症薬としてどのような役割をもつのか，いまひとつ釈然としないこともある．すでにできあがったAβやリン酸化タウという異物の分解や清掃を考えるならば，もしそれが可能となっても，消失した異物のあとの神経細胞や神経組織に正常な機能が残されるのかどうかという問題，あるいはAβの産生や沈着・凝集の阻止，タウ蛋白のリン酸化防止という面を強調するならば，そのことは理論的には，認知症の発症以前から使用しなければならない，つまり認知症の予防という側面をもつことになり，実際の臨床の場面でどのように用いなければならないのかという問題を抱えることになるからである．そこには，単に医学的なことを超えた，社会的，倫理的問題が絡むことになりかねない問題が生ずることになる．

文 献

(1) America's Pharmaceutical Companies: New Medicines in Development for Older Americans. Washington DC: Pharmaceutical Research and Manufactures of America, 1999.
(2) 松下正明：アルツハイマー病の100年．臨床精神医学 28：1611-1617，1999．
(3) 鍋島俊隆：抗痴呆薬の開発の現状．ファルマシア 33：1228-1234，1997．

第 V 部　認知症の治療

第 13 章　外来認知症診療の経験から

　筆者が認知症の診療に関わって以来 40 年以上が経つ。アルツハイマー型認知症や血管性認知症の神経病理学的研究を始めたのはさらにさかのぼるが，1970（昭和 45）年，都立松沢病院の女子老人病棟を受け持ち，日々，種々の認知症患者の診療に明け暮れるようになったことを起点としても，40 年を超えることになる。その後，横浜市立大学や東京大学の精神科外来で，認知症の患者を診てきたが，その期間は 12 年で，残りの大半は，都立松沢病院の病棟や外来での経験に費やした。そこでの経験を一口でいえば，精神科医療全般のなかでの認知症診療といってもよいであろう。そこでの経験，とくにアルツハイマー型認知症と血管性認知症との鑑別診断，精神症状と神経病理所見との関連，あるいはピック型認知症にみる神経病理学的研究等に裏打ちされた様々な経験は，いくつかの論考にまとめて報告してきた。

　ところが，最近になって，それまでの歩みからからかなりかけ離れた臨床経験をすることになった。2009（平成 21）年 4 月より，現職である東京都健康長寿医療センターに就職することになり，そこで，もの忘れ外来（初診）と精神科外来（初診，再診）を手伝うことになった。後述する理由によって，この病院では，もの忘れ外来はもちろんのこと，精神科外来での診療の対象の多くは認知症関連の患者さんである。また，高齢者に多いうつ病や幻覚妄想，不安神経症もかなりの比率を占める。一方，紹介患者は別として，一般の精神科外来の主体となる統合失調症者が診察に訪れることはほとんどない。つまり，うつ病や不安神経症などは別にして，高齢者専門の総合病院でのもの忘れ外来，精神科外来の初診者の主体は認知症診療ということになる。

　このような場での診療は筆者にとって初めてのことであり，これまでの 40 年に及ぶ経験とはかなり異なったものとなった。

第13章　外来認知症診療の経験から

　本章の意図は，そのような高齢者専門の東京都健康長寿医療センターにおけるもの忘れ外来と精神科外来での筆者自身の経験を述べ，これからの高齢者認知症医療全般を考える際の一助としたいことにある。

1. 東京都健康長寿医療センターの沿革と現状

　筆者個人のデータを述べる前に，東京都健康長寿医療センター（以下，本センター）のことに触れておかねばならないだろう。

　本センターの前身は東京府養育院(都制施行後は東京都養育院，以下，養育院)の医療施設に遡ることができる。養育院は，1923年現在の板橋区に居を定めてから，90年近くなり，都民，区民にとってなじみのある施設となっている。春の桜が満開時，養育院内の広場で催される「板橋区民まつり」は区内でも最大のお祭りで，数万人の人出がみられるほどである。また，養育院の名は全国的にもよく知られ，高齢者福祉の原点といわれているほどである。

　明治初年，江戸から名称が変更された東京は，戊辰戦争後の混乱もあり，貧民，浮浪者等があふれ，秩序が相当に乱れていた社会であった。1872（明治5）年，当時の東京府知事大久保一翁の諮問により，営繕会議所は救貧三策を答申し，その一つに養育院設置が提案された。その財源には，寛政の改革（1787～93）により江戸の地主が年々負担してきた町入用からその七分を積み立てさせた，貧民救済・米価安定策・失業対策・小石川養生所改善等のためのいわゆる町会所七分積金をあてることにした。たまたま，ロシア大公が来日することになり，欧米諸国に日本が一流国であることを誇示するためもあって，1872年10月，急遽，府内の浮浪者240名が旧加賀藩邸（現・東京大学）の長屋に一時的に収容され，4日後，非人頭車善七の指導のもと全員が吉原に隣接した浅草溜に移動させられた。この一連の処遇をもって養育院の濫觴とする。翌年2月，上野の護国院（現・東京芸大）に恒久的な施設としての養育院が設立され，浮浪者たちは浅草溜より移転させられた。大久保一翁知事から七分積金の管理を任された渋沢栄一が院長職についた。渋沢は，

175

発足時より亡くなる1931年までその職にあって，養育院の発展に尽くすことになった。

1874(明治7)年には医療施設が併設され，その一部に癲狂室が設置された。1879(明治12)年，この癲狂室は養育院から独立して東京府癲狂院となり，その後，東京府巣鴨病院，東京府松沢病院と名を替え，現在の都立松沢病院となる。日本における高齢者の医療や福祉の原点となる養育院と精神科医療の原点となる都立松沢病院がその源流を一にしていたことは記憶に留めておかねばならない。

1876年には養育院は東京府が直轄経営をすることになり，以後，神田(1879〜)，本所(1885〜)，大塚(1896〜)と所を替え，1923年より，現在の板橋の地に，東京府養育院が設立されることになる。養育院内にあった医療施設は，1930年に養育院附属病院となり(病床731床)，同時に外来診療所が開設され，内科，外科，眼科，精神科，耳鼻科，小児科の6科が置かれることになった。現在の高齢者専門の施設という観点からは小児科の病室や外来が設置されたことは異様にみえるが，当初より，養育院の使命の一つに，捨児，迷子の養育があり，養育院では里親・職親制度や盲唖児教育がなされ，親や身寄りのない浮浪児などの生活の場として，石神井学園，安房臨海学園，長浦更生農場などの児童施設が附設されていたのである。

1972年，美濃部都政時代に，従来の附属病院は高齢者専門の養育院附属病院として制度，建物ともに衣を替え，また同時に隣接して東京都老人総合研究所が新設された。その後，養育院附属病院は，1986年に，都立施設のまま東京都老人医療センターに改称，一方，研究所は，2003(平成14)年，財団法人東京都研究・福祉振興財団所属の研究所として改組された。

このような経緯を経て，2009(平成21)年4月，都立の東京都老人医療センターと財団法人の東京都老人総合研究所が合併，一体化され，地方独立行政法人東京都健康長寿医療センターが発足することになった。

本センターは，板橋区の南端，豊島区に接した場所にあり，交通の便とし

ては，東武東上線で，池袋から3つ目の「大山」駅，また都営地下鉄三田線で「板橋区役所前」駅下車で，それぞれ歩いて10分以内の距離にある。病院は，高齢者の急性期医療を目的とした，産科と小児科以外の全診療科よりなる医療法定床579床（一般539床，精神40床——実際の稼働病床は569床）の総合病院である。病院の組織目標として，心血管疾患（生活習慣病），がん，認知症の3本柱を重点医療としているが，あえていうまでもなく，高齢者が必要とする他の疾患の治療にも力を注いでいる。

　2009（平成21）年度の実績では，年間延入院総数は184,179人，入院者数，退院者数はそれぞれ8,816人，8,830人。病床利用率は88.7%，施設基準平均在院日数は18.5日であった。また，入院患者の平均年齢は男で76.4歳，女で80.0歳であった。

　一方，年間延外来者数は196,672人，1日平均外来者数671.2人，外来新規患者の平均年齢は，男で69.3歳，女で71.6歳であった。また，地域別新規外来者の割合は，板橋区57.7%，練馬区12.1%，豊島区7.0%，北区6.4%，他区部・多摩地区6.9%，他県8.1%であった。

　各診療科の特色等についてはここで述べないが，以上の病院全体の簡単なデータからいえることは，入院患者の男女合わせての平均年齢は78.5歳である一方，外来患者の平均年齢は70.7歳で，両者に8歳近い開きがあること，東京都全体に開かれている病院とはいえ，地域性が色濃くあり，外来患者の半数以上は病院の所在地である板橋区の住民であること，東京都の医療行政では，都内を12ヵ所の二次医療圏に分割設定し，そのなかで，板橋区（人口54万人）は，練馬区（72万人），豊島区（26万人），北区（33万人）とともに東京西北部医療圏を形成しているが，外来患者の8割は，その二次医療圏内の住民であることなどを病院の特色として挙げることができる。

　なお，上記の数字には現われてこないが，一般科病棟に入院している患者の半数以上は，高齢者でもあるということで何らかの認知症を合併しているのが特徴である。また，急性期医療を行っているだけに，入院患者さんの診断や治療方針が決まり次第，できるだけ早期に自宅や施設に退院させなけれ

ばならず,そのための退院支援チームの活動,地域医療関連施設との密接な連携が必要となり,その活動を精力的に行っている。

2. 本センター病院におけるもの忘れ外来の経験

本センター病院のもの忘れ外来は,1999年に発足した。主として,精神科医と神経内科医,研究所の医師によって担当され,当初は,予約制でなく,希望者は当日でも受診することができた。年々,受診数は増加し,一時は年間の受診者数が1,000名を超える状況であったという。2007年4月より,完全予約制を導入したが,もの忘れ外来担当の医師の減少もあり,2009年度では年間429名に減少した。しかも,診察希望者が多く,現有勢力では診察をこなしきれず,2009年4月の時点で予約者は8～10ヵ月待ちという事態になってきた。その時点で,もの忘れ外来の担当医は7～10人。月曜日から金曜日までの5日間,午前から午後まですべてが診察時間帯である。

そのような状況のなかで,筆者はもの忘れ外来の初診の1枠(月曜日,午前)を手伝うことにした。1枠で2人,1人当たり1時間以上かけてできるだけ丁寧な診察を行うことにした。患者は,診察前に,種々の血液検査(身体疾患を除外するための),脳CT検査,心理士による長谷川式簡易知能テスト(HDS-R)とMMSEの施行を行い,診察時,そのデータを参考に認知症の有無,あるいは診断を行うことにした。

まず,2009年度のもの忘れ外来初診者の429名の性別は,男性が129名(30.1%),女性300名(69.9%)で,およそ3割が男性,7割が女性ということになる。年齢構成の図を示すが(図1),男女ともに同じパターンで,80—84歳代の人が最も多く,次いで75—79歳代,85—89歳代,70—74歳代が続く。平均年齢は,男性で78.7歳,女性で79.5歳であり,年齢構成グラフでの最大値よりやや左方移動となった。

本センター病院全体のデータは先に示したように,2009年度の外来新規患者の平均年齢は男性で69.3歳,女性で71.6歳であり,それと比較すると,も

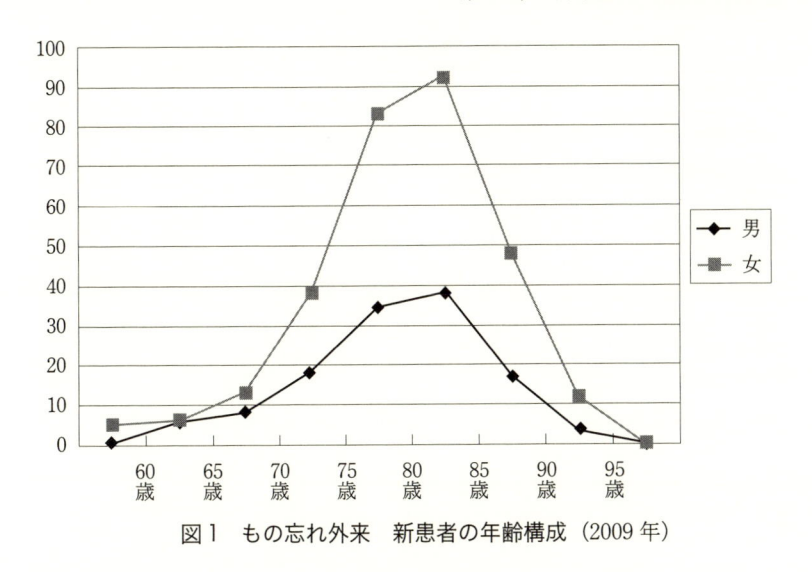

第13章　外来認知症診療の経験から

図1　もの忘れ外来　新患者の年齢構成（2009年）

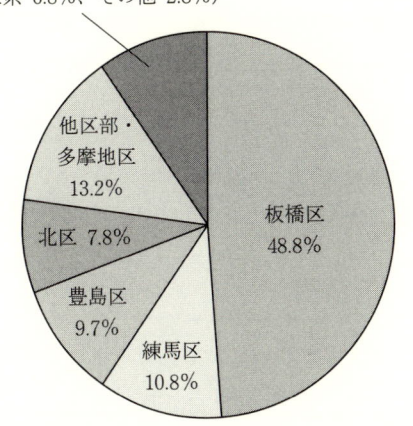

図2　もの忘れ外来　新患者の住所別（2009年）

の忘れ外来に受診する人は，男女とも，他科受診者よりほぼ8～9歳年長のグループに属することになる。

429名の住所別分布図によると（図2），板橋区48.8%，練馬区10.8%，豊島区9.7%，北区7.8%，他区部・多摩地区13.2%，他県9.6%であった。本セ

表1 もの忘れ外来 新患者の疾患構成（2009年）

初診診断名	男		女		計	
正常加齢	15名	(11.8%)	52名	(17.5%)	67名	(15.8%)
AD, SDAT	55	(43.3)	139	(46.8)	194	(45.7)
VD	10	(7.8)	13	(4.4)	23	(5.4)
AD+VD	5	(3.9)	8	(2.7)	13	(3.1)
MCI	11	(8.6)	31	(10.4)	42	(9.9)
FTD	3	(2.4)	2	(0.7)	5	(1.2)
DLB	1	(0.9)	1	(0.3)	2	(0.5)
気分障害	2	(1.6)	6	(2.0)	8	(1.9)
アルコール依存	9	(7.1)	0	(0)	9	(2.1)
その他・不明	16	(12.6)	45	(15.2)	61	(14.4)

AD　アルツハイマー病，SDAT　アルツハイマー型認知症，VD　血管性認知症，MCI　軽度認知障害，FTD　前頭側頭型認知症，DLB　レビー小体型認知症

ンター病院全体の動向については先述したが，それと比較して，板橋区や練馬区住民の比率はやや低下し，豊島区，北区からの比率は増加しているものの，西北部の第二次医療圏内からの受診比率は77.1%で，病院全体での83.2%からはかなり低下している。その分，他区部・多摩地区，他県からの受診が多くなっていることから，本センター病院におけるもの忘れ外来に関しては，地域を超えて，広く知られるようになっていることが示唆される。

2009年度のもの忘れ外来の初診者の初診時診断名を当科の台帳から調べたものが，表1である。10人弱の担当医の診断技術が一定していないこと，もの忘れ外来における診断基準を明確化していないこと，あくまでも初診時診断であって経過によっては診断名が変わりうること，などを考慮すれば，ここでの数字はあくまでもひとつの目安に過ぎないが，それによると，もっとも多いのが，アルツハイマー型認知症（アルツハイマー病を含む）で，全体の45.7%（男性で43.3%，女性で46.8%），次いで，正常加齢範囲内が15.8%（男性で11.8%，女性で17.5%），MCIが9.9%（男性で8.6%，女性で10.4%），血管性認知症が5.4%（男性で7.8%，女性で4.4%），混合型認知症と続いている。大雑把にいえば，もの忘れ外来受診者の約半数がアルツハイマー型認知症，2割弱が正常加齢，1割がMCIということにある。一方で，初診時からレビ

表2 もの忘れ外来・自験例（2009.4〜2011.3）
もの忘れ外来　159名（男49名―女110名）

初診診断名	男		女		計	
正常加齢	14名	(28.6%)	43名	(39.1%)	57名	(35.8%)
AD, SDAT	16	(32.6%)	35	(31.8%)	51	(32.1%)
VD	8	(16.3%)	10	(9.0%)	18	(11.3%)
AD+VD	4	(8.2%)	3	(2.7%)	7	(4.4%)
MCI	2	(4.1%)	9	(8.2%)	11	(6.9%)
FTD	0		1		1	
DLB	0		1		1	
SDH	1		0		1	
パーキンソン病	1		0		1	
気分障害	0		3	(2.7%)	3	(1.9%)
妄想性障害	0		1		1	
不明	3		4		7	

SDH：硬膜下血腫

一小体型認知症，あるいは前頭側頭型認知症と診断される症例はきわめて稀である。また，うつ病やアルコール依存症の人ももの忘れ外来に受診することがあるが，その数は非常に少ない。

　一方，筆者個人の自験例を表2に示す。これまでの統計は2009年度に限ったが，症例数を増やしたうえでその傾向をみたいということもあり，自験例については，2009と2010年度の2年間の経験を示すことにした。なお，自験例だけに関しての，もの忘れ外来受診者の年齢構成，住居別分布については，もの忘れ外来全体の統計（図1，図2）と著しい差はないので，ここでは省略する。

　表2にみるように，全体では，正常加齢範囲内としたものが最も多かった。比率では全体の3分の1にあたる。もっとも，男女別にすると，男性では28.6%で，アルツハイマー型認知症より少なく，女性では39.1%と最も多いカテゴリーであった。筆者の診断基準では，ある程度の記憶障害があっても，日常生活にはほとんど支障がなく，CT画像でも年齢相当以上の萎縮はなく，簡易知能テストでもHDS-Rで20点以上，MMSEで24点以上の場合，正常

加齢範囲内として病的な意味づけをしない。しかし、表1にみるように、もの忘れ全体の統計では、正常加齢範囲内という診断は全体の16%にすぎない（筆者の自験例も含まれているので、筆者の統計を除けば実際にはもっと比率が低くなるはずである）ことに比べると、筆者の正常加齢範囲内という診断が圧倒的に多いのは、上記の筆者の診断基準に加えて、健常な高齢者の認知機能には大きな幅があり、多少の記憶障害があってもそれは正常範囲内での偏りであり、直ちに認知症とすべきでないという筆者の医学観が影響しているのかもしれない。正常加齢範囲内を除けば、圧倒的に多いのは、アルツハイマー型認知症である。統計上は、初老期発症のアルツハイマー病も含めているが、実際には、アルツハイマー病はきわめて少数であった。一方、血管性認知症は11%にみられた。もの忘れ外来全体では5.4%で、それと比較すると、筆者の自験例では、2倍の比率であった。この差異は、おそらく、他の診断医と筆者との間にある診断基準の差によると思われる。もの忘れ外来を担当する他の精神科医や神経内科医は神経症状や神経徴候をもった認知症者に限って血管性認知症とする傾向があり、筆者は、神経症状や神経徴候の有無にかかわらず、認知症の臨床的特徴や画像の所見をもって血管性認知症と診断するという両者間の基本的な考え方の相違が考えられる。しかし一方で、筆者には、CT画像で、深部白質に中等度以上のびまん性のleukoaraiosisが認められる場合、血管性認知症と診断するきらいがある。筆者は、これまでに、多くの論考で強調してきたように、血管性認知症の中核にあるのはビンスワンガー型認知症であると思っているからである。

　現在日本では、大学附属病院や総合病院、あるいは単科の精神科病院で、もの忘れ外来が設置され、認知症の診療を行っているところが多くなった。本来なら、そのような施設でのもの忘れ外来との比較をするべきであるが、本センターだけは他病院と異なって高齢者専門の総合病院であるという特性があり、そのような特色をもたない他の病院でのもの忘れ外来との比較はあまり意味がないと思われ、両者の比較をしなかった。

3. 本センター病院における精神科外来の経験

筆者はまた精神科初診外来を 1 枠（水曜日, 午前），と再来外来を 1 枠（水曜日, 午後）受け持っている。

精神科外来での筆者自身の 2 年間（2009 ～ 2010）の経験では，その診断名は表 3 に示す如くであった。受診者の多い順でいうと，男性では，アルツハイマー型認知症（アルツハイマー病を含む——25.5%），気分障害（12.7%），不安障害（9.1%），幻覚症（9.1%），正常加齢範囲内（9.1%）と続き，女性では，アルツハイマー型認知症（31.1%），気分障害（25.8%），不安障害（8.5%），血管性認知症（7.5%），正常加齢範囲内（6.6%），全体では，アルツハイマー型認知症（29.2%），気分障害（21.1%），不安障害（8.7%），正常加齢範囲内（7.5%），血管性認知症（6.8%）がベスト 5 であった。なお，気分障害の多くは抑うつ状態であったが，初診時において，抑うつ状態がうつ病によるのか，双極性障害なのか，不安障害圏内のものか，あるいは脳器質性疾患によるものなのか明確にすることは困難であった。また，不安障害も気分障害との境界が明

表 3　精神科外来・自験例（2009.4 ～ 2011.3）
精神科外来　161 名（男 55 名―女 106 名）

初診診断名	男		女		計	
正常加齢	5 名	(9.1%)	7 名	(6.6%)	12 名	(7.5%)
AD, SDAT	14	(25.5%)	33	(31.1%)	47	(29.2%)
VD	3	(5.5%)	8	(7.5%)	11	(6.8%)
MCI	3	(5.5%)	1	(0.9%)	4	(2.5%)
DLB	0		1		1	
気分障害（うつ病）	7	(12.7%)	27	(25.8%)	34	(21.1%)
妄想性障害	2	(3.6%)	4	(5.7%)	6	(3.7%)
幻覚症	5	(9.1%)	5	(4.7%)	10	(6.2%)
不安障害	5	(9.1%)	9	(8.5%)	14	(8.7%)
脳腫瘍	0		1		1	
統合失調症	1		2		3	
その他・不明	10		8		18	

第Ⅴ部　認知症の治療

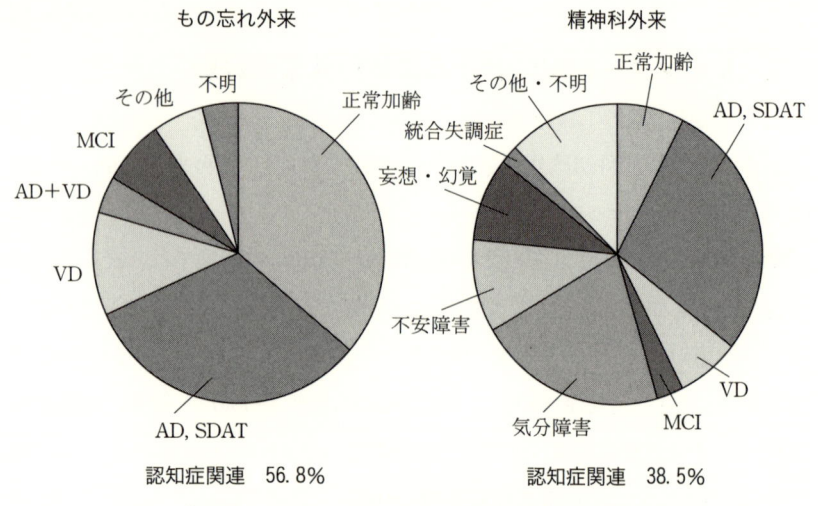

図3　自験例によるもの忘れ外来と精神科外来との診断比較

もの忘れ外来（認知症関連 56.8%）：その他、不明、正常加齢、MCI、AD+VD、VD、AD, SDAT

精神科外来（認知症関連 38.5%）：その他・不明、正常加齢、統合失調症、妄想・幻覚、AD, SDAT、VD、MCI、気分障害、不安障害

らかでない症例が少なくなかった。したがって，初診時においては，気分障害と不安障害はひとまず気分・不安障害とまとめておいた方がよいのかもしれない。もし，そうであれば，自験例では，気分・不安障害は29.8%となり，アルツハイマー型認知症群とほぼ同じか，むしろそれを超えて，最も頻度の高い疾患群となる。

また，表2で示したもの忘れ外来でのデータとの比較を図示したのが図3である。

自験例だけからの結論であるが，われわれの高齢者専門の総合病院での精神科では，男性で最も多いのがアルツハイマー型認知症，女性，総計では，最も多いのは気分・不安障害であった。現代社会における高齢者の精神医学的問題では，認知症とうつ病が双璧をなすとしばしば論じられているが，本センターでの筆者の経験からもそのことは裏づけられた。

しかし，アルツハイマー型認知症のみならず，血管性認知症等を含めると，認知症性疾患は38.5%を占め，気分・不安障害群をはるかに凌駕し，男女，総計ともに，全疾患群のなかで最多の疾患となる。

この事実は，高齢者における精神科的な最大の関心事が認知症であること

を示すものであるが，もの忘れ外来予約が6ヵ月待ちであることから地域医療機関からの認知症患者の紹介が精神科に直接なされることが多くなっていることも一因であるかもしれない。また，正常加齢範囲内と診断される症例が精神科初診に少なからず混じってくるのも，もの忘れ外来の予約がはるか先で，やむをえず精神科外来（多くは，1ヵ月待ち？）を受診せざるをえなくなった症例が存在することを現している。

　認知症疾患群，気分・不安障害群を除くと，幻覚症，妄想性障害が多く，両者合わせて全体のほぼ1割を占めていた。妄想性障害とされ，後の経過で気分障害の症状であったとされる症例は少数あった。また，幻覚症と診断した症例のほとんどは，その後の検査や経過から，レビー小体型認知症と確定診断された。したがって，自験例からいえば，精神科外来での6～7％がレビー小体型認知症であったといえる。もの忘れ外来では，この疾患はきわめて少なかったことより，本センターでは，レビー小体型認知症者はもの忘れ外来よりは，精神科に直接に受診し，経過や種々の検査により，確定診断を受けることが多いと思われる。

4. 認知症診療の流れと治療

　認知症診療に限定していえば，本センターのような高齢者専門の総合病院では，認知症性疾患を疑って受診する患者は，図4のように，3群に分けられる。第1群は，高齢者にもなったので一度もの忘れがあるのかどうか専門家に診てもらいたいということで受診する群で，筆者は，認知症関連の健診群（健診群）と名づけた。健診群のほとんどはもの忘れ外来を受診予約するが，先まで待たされるのが不安な人が稀に精神科を直接受診することがある。もの忘れ外来に受診した健診群のほとんどは正常加齢範囲内での認知機能低下で，normal agingと診断し，しばらく経過をみることを指示する。場合によっては1年後の特定の日を予約することもあり，2,3年後にまたもの忘れ外来を予約するように指示したりする。なお，筆者は，再来に関しては，もの忘

第Ⅴ部　認知症の治療

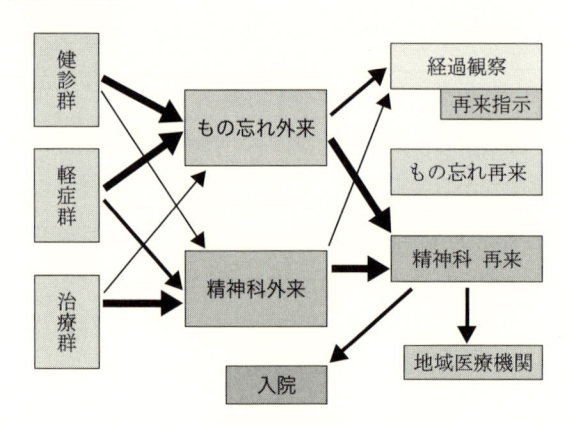

図4　認知症関連患者の流れ

れ外来で初診した人もすべて精神科外来でフォローしているので，もの忘れ外来で経過を診る必要がある場合，次回以降は精神科外来受診となる。

　第2群は，日常生活で明らかにもの忘れがみられ，認知症を疑って受診する群で，認知症軽症群（軽症群）と名づけた。この群の多くはもの忘れ外来を，一部は精神科外来を受診する傾向がある。半数以上は，地域のかかりつけ医からの紹介状を持参している。専門的にみて，認知症の疑いがあるものの，経過をみて判断した方がよいと思われる症例についてはほぼ半年先の精神科外来を予約し，さらに検査が必要な症例には，引き続き精神科外来で，MRI検査，SPECT検査等を行い，フォローする。なお，精神科外来に初診の認知症性疾患の疑いのある人は，もの忘れ外来とは違って，筆者自らが，長谷川式簡易知能テストとMMSEを施行し，画像検査では，CT検査は省き，最初よりMRI検査，また必要に応じて，SPECT検査を行っている。

　第3群は，すでに，認知症は中等度までに進行している症例群で，多くの場合，他の病院やかかりつけ医で，認知症の診断を受け，また，抗認知症薬を服用しており，専門家のより詳しい検査と診断の確認を受けたいという紹介状をもって受診するのが通常である。これを認知症治療群（治療群）と名づけた。治療群の多くは精神科外来を初診し，一部がもの忘れ外来を受診する傾向となる。治療群でも，予約から診察までの長期間を待機することができ

るのは,すでに,他医によって治療が行われているからであろう。

　以上の3群のなかで検査や治療を必要とする症例は,もの忘れ外来ではなく,筆者の精神科外来で継続診療することについてはすでに述べた。検査は,MRIやSPECT,あるいは心臓における心筋シンチなどを行い,治療は,アルツハイマー型認知症,あるいはアルツハイマー型認知症と血管性認知症の混合型では,まず,抗認知症薬のドネペジルを使用するのを原則としている。

　実際にADASなどの客観的資料をもってのことでなく,あくまでも筆者自身の実感的な判定にすぎないが,筆者自身の精神科外来での2年間における経験では,ドネペジルの使用を開始した全例中,ほぼ1割は何らかの消化器症状がみられて脱落する群,1割は最初の副作用の有無を判定するための少量投与の時期から,意欲がでてきた,元気になったとその効果を報告する著効群,4割が服薬を続けることによって効果を報告する有効群,3割が認知症等に関して目立った変化がない無変化群であった。しかし,この群では認知症が悪化しているという報告もないことから,薬物の効果はそれなりにみられていると筆者は判定している。残りの1割がドネペジルによっても認知症の進行は抑えられなかった群である。著効群,有効群,無変化群は一般に維持効果群とされるが,その群は全体のほぼ8割の割合であった。しかし,ドネペジル使用例の多くは,著効例であれ,有効例であれ,2年近い経過をみていると,認知症は徐々に進行していると家族が報告することから,長期間でいえばその薬物効果も減退しているという印象は免れない。文献的考察を加えていないが,このような筆者による実感的な判定は,これまでにドネペジルの効果に関する論文での知見とほぼ一致しているのであろう。

　なお,周知のように,2011年3月に,ガランタミン,メマンチン,リバスチグミンの3種類の抗認知症薬が承認された。種々の理由で,実際に使用されるようになったのは数ヵ月遅延したため,最近になってやっと,筆者もドネペジルの副作用の強い症例群や認知症が高度となりドネペジルに重ねての使用などを始めたが,まだごく少数例にすぎず,その効果については今後の

経験が待たれるところである。

　また，認知症以外に，興奮，暴力的言動，妄想，幻覚などの症状があれば，抗精神病薬を用いることも少なくない。しかし，その場合，患者は高齢であり，できるだけ薬物の副作用を避けたいということもあり，種々の薬物の最低量錠剤を1日，1回，0.5錠から開始という症例も少なくない。

5．本センター病院における認知症医療の役割

　本センター病院における認知症医療の役割は，認知症の診断，検査とそれにもとづいた治療方針の確定にある。また，健診群に属し，結果的には正常加齢範囲内と診断した群に対しては，長期的に経過をみながら，できるだけ早期に認知症を診断できるようにする体制をつくることも，本センターの役割のひとつといえる。

　一方，認知症者が激増している現代社会では，専門家だけが認知症の診療に関わるという事態はもはやありえなくなってきている。多くの非専門家，とくに地域に根ざした家庭医，ホームドクター，かかりつけ医もまた認知症の診療に関わっていかなければ，日本の認知症医療は成立しえなくなっているといっていい。そのような全体像からみると，本センター病院における認知症医療の役割は，認知症の診断，検査，治療方針の確定に限定し，その後の継続的な治療に関しては，地域の医療機関に任せるという役割分担がどうしても必要になる。

　筆者はそのような考えにもとづき，認知症患者に関してはしばらくの間精神科外来で治療を行い，ある程度治療方針が確定されたと思われるときに，できるだけ地域の医療機関に継続的治療をお願いすることにしている（しかし，実際には，患者や家族の希望もあって，長期間，本センター病院で抱え込むことになる事例も少なくない）。

　すでに述べたように，本センター病院に認知症に関連して受診する患者を，健康診断的意味合いで受診する群，明らかにもの忘れがあり，認知症かどう

かの診断，あるいは検査を目的として受診する群，すでに認知症と診断，治療され，より詳しく専門家の判断を仰ぎ，今後の治療方針を再確認するために受診する群の3群に分けることができる。いずれも，本センター病院が担うべき役割であるが，しかし現状では，それらの群がもの忘れ外来と精神科外来（一部は神経内科にも）に分散され，全体として認知症の診断・検査・治療の体制が十分に確立されていない憾みがあると思われる。

これからこの3群をどのように分けながら認知症の診療体制を組み直していくのかが大きな問題となるが，その際，もの忘れ外来とは何か，もの忘れ外来はどのようにあるべきかということが問われる。一般の総合病院であれば，認知症専門外来としてもの忘れ外来を位置づけることは必ずしも難しくはないが，本センター病院のように，高齢者専門の総合病院であれば，認知症患者，あるいは他の精神神経疾患と認知症との鑑別を要するような患者は精神科や神経内科に直接受診することは珍しくはなく，したがって，このような病院では認知症専門外来としてもの忘れ外来を位置づけることはきわめて難しい。したがって，もの忘れ外来と精神科外来や神経内科外来との住み分けが必要となり，病院全体としての認知症患者の診療体制を整理，整備しておかねばならないことになる。

終章　歴史のなかの長寿観
——貝原益軒とジョナサン・スウィフト——

　おそらく長生きしたいという願いは多くの人に共通したものであろう。現代社会のひとつの風景でもあるスポーツクラブやフィットネスクラブ，あるいはテニスやスイミングスクールの盛況，朝夕のジョギングに励む人たちの多さは，直接的には自らの健康管理への希求であるにしても，その背景には健康長寿を全うしたいという強い願望がある。さらには，健康長寿法を説いた著書は，一般通俗から科学的な装いをもったものまで，汗牛充棟である[1]。

　しかし，すべての人がそのような長寿観や長生観（以下，長寿観）をもっているわけではない。貧窮や病苦に悩み，孤独や不安に耐え，あるいはさまざまな人間関係に苦しんで，ついにはできるだけ早くこの世から逃れたいと希う人も少なくない。その人たちにとっては長生きをしたいという長寿観は唾棄する以外の何ものでもないだろう。

　このように一方では長寿を願う思想，他方では長寿であることよりも死を願う思いを眺望するとき，長寿観というのは，単に個々人が抱く個人的な思想というよりは，時代・社会とそのなかで生きていく人との間に生み出されてきた関係性の結晶と見なすべきものかもしれない。

　本章では，歴史のなかでの社会と個人との関わりを背景とした長寿観の例を取り上げながら，いわゆる長寿観がどのような経緯で形成されたのかを考察してみたい。その課題は社会が高齢者をどのように処遇してきたのかといういわゆる高齢者観と深いつながりがあり，その考察は老年精神医学史にとって，きわめて重要なことだと思われるからである[9]。

1. 『養生訓』

　日本の社会で健康長寿を理想とした考えを一般社会に流布させるきっかけとなった著書で最も重要なものは貝原益軒（以下，益軒）の『養生訓』(1713)であろう。平易にわかりやすく，子どもにでも教え諭すように書かれた『養生訓』は広く読まれ，江戸中期〜後期のみならず，明治，大正の後代まで，大きな影響を及ぼすことになった。養生論といえば，まずは益軒のそれが取り上げられるように，近世日本の代表的な養生論といえる。

　『養生訓』は，『日本国語大辞典』（小学館）によれば，「精神・肉体の衛生を保つため，生活するうえで心得ておくべきことを具体的に平易に説いた書」とあるように，長寿法や老年期における心身の保健衛生のあり方のみを説いた書ではないが[11]，その総論の冒頭に，人の身体は天地父母のめぐみを受けて生まれ，養われた故に，それは私物ではなく，天地，父母の残したものであり，長寿を保つことは天地父母への孝行の基本であると指摘した後に，「人倫の道を行ひ，義理にしたがひて，なるべき程は寿福をうけ，久しく世にながらへて，喜び楽みをなさん事，誠に人の各願ふ処ならずや」としたうえで，「道にしたがひ身をたもちて，長命さるほど大いなる福なし。故にいのち長きは，尚書に，五福の第一とす。是萬福の根本なり」[3]としていることからも，『養生訓』の基本的な姿勢が長寿法にあることは明らかである。

2. 養生の道

　「養生の術は，まずわが身をそこなふ物を去るべし。身をそこなふ物は，内慾と外邪となり。内慾とは，飲食の慾，好色の慾，睡の慾，言語をほしいままにするの慾と，喜・怒・憂・思・悲・恐・驚の七情の慾を云，外邪とは，天の四気なり。風・寒・暑・湿を云。内慾をこらへて，すくなくし，外邪をおそれてふせぐ。是を以て元気をそこなはず，病なくして天年を永くたもつ

終章　歴史のなかの長寿観

べし」(4)。益軒の養生論の基本は「内慾・外邪」をいかに防ぐかにあるが，長寿法の基本もまた「内慾・外邪」防止であるとする。

　その内慾については，「内慾をこらゆるに，其大なる条目は，飲食を良きほどにして過さず，脾胃をやぶり病を発する物をくらはず，色慾をつつしみて精気をおしみ，時ならずして臥さず。久しく睡る事をいましめ，久しく安坐せず，時々身をうごかして気をめぐらすべし。ことに食後には，必ず数百歩歩行すべし。もし久しく安坐し，又食後に穏坐し，ひるいね，食気いまだ消化せざるに，早くふしねぶれば，滞りて病を生じ，久しきをつめば，元気発生せずしてよはくなる。常に元気をへらす事をおしみて，言語をすくなくし，七情の内にて取わき，いかり，かなしみ，うれひ，思ひ，を少なくすべし。慾をおさえ，心を平にし，気を和にしてあらくせず，しづかにしてさはがしからず，心はつねに和楽なるべし。憂ひ苦むべからず」(3)と益軒は述べる。

　古今東西の養生論が必ずといっていいほど指摘する，多食，過飲，多淫，過眠，運動不足などが身体を弱くし，病気を引き起こし，ひいては長寿を全うできなくさせるという考え方は，益軒の『養生訓』においても，繰り返し強調されることになる。

　『養生訓』は，8巻から構成され，上記のことは総論として巻1で述べられるが，これらのより詳細な養生論が，「飲食」，「飲酒・飲茶・慎色慾」，「五官・二便・洗浴」，「慎病・択医」，「用薬」，「養老・育幼・鍼・灸法」などの巻で，展開されることになる。

　とくに，「養老」論で展開される高齢者の健康法として，心を静かに，雑事を少なくし，交際も減らし，日々を楽しみ，晩節を保ち，口数を減らし，喜怒哀楽を少なくして元気を惜しみ，暑いときや寒いときの過ごし方に注意し，外出に気をつけ，消化のよい食物にして，多食や夜食，間食を避けるなどこまごましたことが指摘される(5)。

　また，老人を孤独にするのがよくないことも強調される。そして他人との交際を喜ぶ反面，親との交流をないがしろにすることを，「老てはさびしきをきらふ。子たる者時々侍り，古今の事しづかに物がたりして，親の心をなぐ

193

さむべし。もし朋友妻子には和順にして，久しく対談する事をよろこび，父母に対する事をむつかしく思ひて，たえだえにしてうとくするは，是其親を愛せずして他人を愛する也。悖徳と云ふべし。不幸の至也。おろかなるかな」(3) と手厳しく批判するが，それは長寿観というよりは，社会における老人への処遇の在り方への主張であった。

3.『養生訓』にみる高齢者観

ちなみに，益軒の高齢者観は，人の身体は100年が限界で，100歳まで生きるのは上寿，80歳までを中寿，60歳までを下寿とし，60歳以上生きると長生きしたことになるとする。

そして，以上の高齢者観を根底に，益軒は次のようにいう。世間一般をみると，下寿を保つ人すら少ない。50歳以下で亡くなる短命の人が多い。短命なのは生まれつきそうだというのではなく，養生していないからである。長生きすれば，楽しみが多く，益することが多くなる。今まで知らなかったことを知り，できなかったことができるようになる。学問が進んだり，知識が開けたりするのは長生きしないとできない。養生の術を行って，50歳を超えて生きること，とくに60歳以上の寿の世界に入っていく努力が必要であると (3) (4) (5) (11)。

益軒の高齢者観は，中国伝来の思想から強い影響を受けていた。いや益軒のみならず，当時の（もっと以前からであるが）日本での高齢者観自体，中国の思想にもとづいていたといってもよいであろう。

春秋戦国時代に編纂された中国最古の医学書である『黄帝内経素問』は，混沌神話，宇宙創生神話の主であり，蚩尤を討って天下を平定し，文字を創始したいという黄帝とその師岐伯との問答形式で書かれているが，その「上古天真論編第一」で，黄帝の，賢人など昔の人は100歳を超えても元気であるのに，最近の人は50歳くらいで衰えるのは何故かという問いに，「昔の人で道を知っている者は，自然の理に和し，飲食に節度があり，日常の生活に

きまりがあり，心身を過労させるようなことはしない。そのために，形と神とが相伴って尽き，天寿を終わり，百歳まで生きることになる。この頃の人はそうではなくて，酒を見境なく飲み，生活はめちゃくちゃで，酔って性交に及び，精根を使い果たすというありさまで，神を御することをせず，快楽のみを追い求め，生きることの楽しみを顧みずに自堕落な生活を送っているので，50歳くらいで衰えてしまう」(6)と岐伯は答えることにみるように，益軒の『養生訓』がその影響を強く受けていたことは間違いない(11)。

4.『ガリヴァー旅行記』

　1726年，ジョナサン・スウィフト（以下，スウィフト）は，『ガリヴァー旅行記』(14)(15)(16)を板行した。スウィフトの代表作として名高い。その時代のイングランドとアイルランドの政治・社会状況を手厳しく批判，風刺した作品として世界文学のなかでも傑作とされ，シェイクスピアのそれに匹敵するとさえ評価されている。

　周知のように，ライデン大学で医学を学んだガリヴァーが船医として航海に出たときの種々の体験を物語るという筋の小説であるが，その第3編第9章で，1708年4月ラグナダ王国に到着し，国王に気に入られて3ヵ月間滞在することになった時の見聞が語られる。ある日ガリヴァーは，この国ではきわめて稀に，左眉上の額に赤い円い斑紋をもった子どもが生まれるが，それはその子が絶対に死ぬことのない不死人間（ストラルドブラグ）であることを示すものであるという話を高貴な人から聞くことになる。

　ガリヴァーは，そのような不死人間を仲間にもっている国民はなんと幸福なのか，「人間に必ずつきまとうあの禍から生まれながら解放され，したがって死の絶えざる恐怖が精神にもたらす暗澹たる重圧感を感ずることもなく，心を常に何の屈託もなく自由に遊ばせることのできる，素晴らしい不死人間こそ，まさに世界に例のない幸福な人々といわなければならない」(15)といって感激するのである。

その言を聞いた不死人間たちは，ガリヴァーに，もしあなたが運命のめぐり合わせで不死人間に生まれついたとしたらどんな生涯を送ろうと思っているのかと問い，それに対してガリヴァーは，人間には不老長寿を願い，現世の幸福を願う欲望が生まれつき備わっているものだとし，もし不死人間になれば，節約をして経営の才能を働かせて富を獲得し，学問や芸術の道に精進して大学者になり，歴代の国王や大臣，習慣，言語，流行，衣服，食事，娯楽等についてその性格や移り変わりを克明に記録し，知識と知恵の生きた宝庫となり，国民を指導する神話的存在となり，有望な青年たちの品性の陶冶に全力をそそぎ，この世の中に蔓延っている腐敗堕落の実態を指摘し，人類に対して絶えざる警告と教訓を与えるような生涯を送るだろうと熱弁を振るうのであった。

　それに対して，高貴な人のいうには，ガリヴァーは誤解をしている，ガリヴァーの描く生涯は永遠の若さ，永遠の健康，永遠の元気を前提としているが，それは不死人間にはあてはまらない。不死人間も，普通の人と同様に，年をとるのであって，問題となるのは，「老齢ともなれば必ずつき纏うさまざまな不幸のさなかにあって，長寿をどう生き抜いてゆくか」[15]である。ラグナダ王国での不死人間の実態は，30歳までは普通の人と同じように生活しているが，30歳を超すと次第に憂鬱となり，この国の寿命の最高とされている80歳ともなると，老人につきもののあらゆる愚かさや脆さを暴露するばかりでなく，絶対に死ねないという前途を悲観して，いっそう頑固で気難しく，貪欲で不機嫌で愚痴っぽくておしゃべりとなる。人間本来の愛情がわからなくなり，若いときに見聞したこと以外には何も覚えていなくなる。国の法律によって80歳を超えると法的には死んだものとみなされるので，財産は他人に相続されてしまう。「90歳に達すると，歯も欠けるし，頭髪も抜けてしまう。味の善し悪しも分からず，ただ飲み，食うだけということになる。病気にも罹るが，重くもならず軽くもならず，ただだらだらと一定の病状が続くだけの話である。何か話をしていても，物の名も人の名前も，それも親友や親戚の名前さえも忘れてしまう。読書の楽しみも味わえない。記憶力が全然

役に立たないので，一つの文章も初めから終わりまでまともに読み通せない」(15)。

ガリヴァーはこのような話を聞いた後，不死人間に会うことになるが，「この不死人間の姿ほど恐ろしいものを私はまだ見たことがない。女の方が男よりもさらに凄まじかった。もうこれ以上歳のとりようもないという老人につきものの，あの老醜というやつの他に，その年齢に比例して一種独特な，名状すべからざる凄惨さを漂わせていた」(13)。

かくして，ガリヴァーは，こういった実状を見聞すると，不老長寿を求めていた自身の激しい願望もがっくり萎えてしまったと反省するのであった。

5.『スウィフト博士の死』

『ガリヴァー旅行記』を刊行してから5年後，64歳のスウィフトが，頭痛やめまいに悩み，人ぎらいが高じてきた年，『スウィフト博士の死』という，人を食ったようなタイトルの詩を著した。ここでは，『ガリヴァー旅行記』にみる高齢者観というよりスウィフト自らの老残の姿をありのままに描き出す。そこで，まず，自分の死期が近づいていることを述べた後に，現在の自分は，瘤疾のめまいに加えて，記憶力が衰えてきている。「言っていることも分からねば，友人の名もとんと失念。ついさっき食べたばかりの食事の場所まで忘れる始末。しゃべる話は繰り返しだけ，ときには五十回も聞かされる」(13)という。つづいて，哀れにも詩神にも見放され，情熱は涸れ，話は退屈になるなどの老人の悲惨な状態が長々と語られる。ついに，彼の訃報がロンドンに伝えられ，知人たちの下すさまざまな悪評の想像的会話が綿々と述べられ，彼の文名も著作も死後たちまちにして忘れられてしまう嘆きが語られる。しかし，故人のために弁護する一人の男が現われ，故人は権力に屈せず，富に媚びず，人間と社会を諷刺し，愚行と悪を指弾し，自由のために叫び続け，アイルランド人のために英国政府を敵として闘ったことの次第が述べられる。最後は，再び友人たちとも遠く離れたダブリンでの侘しい晩年の生活が語ら

表1 貝原益軒とジョナサン・スウィフトの生きた時代

西暦	スウィフト	アイルランド・イングランド史/西洋史	和暦・将軍	益軒	日本史
1630			寛永7 家光	福岡藩士の五男として出生	黒田騒動
1633			寛永10		鎖国令の始まり
1634			寛永11		出島建設
1635			寛永12		武家諸法度改定
1637		デカルト『方法序説』	寛永14		天草・島原一揆
1639			寛永16		ポルトガル船来航禁止（第5次鎖国令）
1640			寛永17		宗門改役設置
1641		アイルランドでカトリックの反乱	寛永18		福岡藩・長崎警備役
1642		清教徒革命始まる（〜49）	寛永19		大飢饉
1647			正保4		ポルトガル船・長崎へ
1648			慶安元	福岡藩に出仕→長崎の警備役に従事	江戸市中取締令
1649		クロムウェルのアイルランド遠征 チャールズ一世処刑→共和国宣言	慶安2	藩主の怒りをかい、浪人となる→長崎、江戸医学の修業	慶安検地条例
1651		ロンドン・ペスト大流行	慶安4 家綱		慶安事件（由比正雪ら）
1655			明暦2	黒田藩に再出仕・御納戸役	
1656			明暦3	→京都→江戸→京都へ遊学	江戸大火（振袖大火）
1657		イギリス王世復古	万治3		
1660			寛文2	藩儒として講義	
1662			寛文3		武家諸法度改定・キリスト教禁止条文化
1663			寛文4	帰藩・水利事業に建言 →宮崎安貞と交流 →出府、経書の講義 →朱子学の立場を表明	大名・旗本に宗門改役設置
1664			寛文5		
1665		ペスト大流行	寛文6		
1666		シデナム『熱病の治療法』 ロンドン大火	寛文7	伊藤仁斎と交流	
1667	ダブリンで出生。イングランド出身の家系。父は死亡、母は他に嫁ぐ。	ミルトン『失楽園』	寛文8	結婚	京都町奉行所設置
1668					

終章　歴史のなかの長寿観

			和暦		
1669		レンブラント没	寛文 9		
1670	伯父ゴドウィンに育てられる		寛文 10		河村瑞賢、東廻り航路
1671			寛文 11		
1672		チャールズ二世：信教自由宣言	延宝 元		
1673		イギリス議会「審査律」政党政治の確立			
1676		シデナム『医学の観察』	延宝 4		長崎で漂流者と筆談の職務
1677		スピノザ没	延宝 5	『黒田家譜』	
1678			延宝 6		
1679		イギリス「人身保護法」	延宝 7		
1680			延宝 8 綱吉	『本草綱目和名目録』	長崎・近畿・関東飢饉
1681			天和 元		西鶴『好色一代男』
1682	トリニティ・カレッジ入学		天和 2	朝鮮信使接待の任	奢侈品輸入禁止令
1683			天和 3		貿易品額の制限→抜け荷頻発
1685			貞享 2		山鹿素行没
1686	卒業	ジェームス二世	貞享 3		
1687		ニュートン『プリンキピア』	貞享 4		生類憐み令、田畑永代売買禁止
1688		イギリス名誉革命 ウィリアム三世	元禄 元	『黒田家譜』改訂本	武具輸出禁止
1689	インググランドでテランプル卿の秘書	イギリス権利章典 ロック『統治論』シデナム没	元禄 2	『和漢名数』	芭蕉『奥の細道』の旅
1690	めまい発作（痛疾）	ボイン川の戦い→プロテスタント支配 ロック『人間悟性論』	元禄 3		ケンペル来日 幕府、捨て子禁止令 浮世草子流行
1691	インググランドに戻る		元禄 4		湯島聖堂落成 芭蕉『猿蓑』
1692	オックスフォード大学よりMA	イギリス「異教徒刑罰法」	元禄 5		西鶴『世間胸算用』
1693			元禄 6		流言者取り締まり 西鶴没 伊藤仁斎『童子問』
1694	アイルランドの国教会の助祭→司祭		元禄 7		旗本・御家人に学問、弓術、馬術を奨励 側用人柳沢吉保 芭蕉『奥の細道』完成 芭蕉没

199

西暦	スウィフト	アイルランド・イングランド史／西洋史	和暦・将軍	益軒	日本史
1695	北アイルランドで司祭		元禄8		荻原重秀の建議で銀貨改鋳 東北・北陸の飢饉
1696	再びエンスブルク、ステラと出会う		元禄9		荻原重秀、勘定奉行 宮崎安貞『農業全書』
1698			元禄11	『花譜』	
1699	バークレー伯の秘書 ダブリンへ		元禄12		
1700		イギリス東インド会社	元禄13		
1701	詩論家として認められる		元禄14		赤穂事件 銀貨貯蓄禁止、金銀貨諸国通用令
1702		アン女王 英仏北米における植民地争奪戦	元禄15		陸奥・出羽・日向などで凶作 赤穂浪士ら、討ち入り 白石『藩翰譜』 芭蕉『奥の細道』
1703			元禄16	『筑前国続風土記』	近松『曽根崎心中』 関西で心中流行 地震、洪水頻発
1704	『桶物語』		宝永元		伊勢おかげ参り流行
1705			宝永2		
1707	ロンドンへ（～9）。教会税軽減のための運動 文壇でも広く知られる	大ブリテン王国（イングランドとスコットランドとの合同）	宝永4		西国で地震（宝永地震） 富士山・宝永大噴火
1708	ホイッグ党単独内閣、党を支持するも不満 『1708年運勢暦』		宝永5 家宣	『大和本草』完成	京都・畿内で大洪水
1709	ダブリンに戻る。ジャーナリズムへの幸福が多くなる		宝永6		白石、シドッチを訊問
1710	ロンドンへ（～13） トーリー党政権、トーリー党に転向（スウィフトの変節） 母親死去		宝永7	『和俗童子訓』	武家諸法度（宝永令） 金銀貨改鋳
1711	ヴァネッサと付き合う		正徳元		
1713	ダブリンの聖パトリック教会首席司祭 精神病院ベドラムの理事	ユトレヒト条約（英・蘭和平）	正徳3 家継	『養生訓』	寺島良安『和漢三才図会』

200

西暦		和暦	死去	
1714	イギリス・ハノーヴァー朝・ジョージ一世　ホイッグ党：党首ウォルポール→責任内閣の始まり	正徳 4		絵島事件
1715		正徳 5		長崎貿易制限　白石『西洋紀聞』
1719	デフォー『ロビンソン・クルーソー』	享保 4	吉宗	
1720	アイルランド問題に関心　アイルランド愛国者へと変身	享保 5		洋書輸入解禁
1721	イギリス・ホイッグ党のウォルポール首相（〜42）	享保 6		目安箱設置
1723	ヴァネッサ死去	享保 8		諸国の人口調査　新田開発奨励
1724	『ドレイピア書簡』	享保 9		アイルランドで暴動頻発
1725		享保 10		白石没
1726	『ガリヴァー旅行記』	享保 11		肥前佐賀大火
1727		享保 12		カトリック教徒の選挙権剥奪　ジョージ二世即位　ニュートン没
1728	ステラ死去	享保 13		荻生徂徠没
1729	『貧困児処理法捷径』	享保 14		
1731	難聴、頭痛、めまいに苦しむ。駆人癖。「スウィフト博士の死」	享保 16		倹約令
1738	記憶障害？	元文 3		全国で農民一揆
1740	遺言書	元文 5		アイルランド大飢饉
1742	心神喪失の判定。後見人の監督下におかれる	寛保 2		ウォルポール、首相辞任　公事方御定書　大岡越前守活躍
1745	死去	延享 2	家重	ジョナサイトの反乱　ウォルポール死去

れ,「彼が持てる乏しい富を,狂人や愚者の病院を建てるために与える」ことを示した [8] [13]。

小説『ガリヴァー旅行記』と詩『スウィフト博士の死』の2編で,スウィフトは自らの長寿観,高齢者観をあますところなく伝えることになる。

6. 益軒の長寿観と時代

貝原益軒 (1630-1714) とジョナサン・スウィフト (1667-1745) は,ほぼ同時代を生きた。二人を比較すると,益軒が37歳年上であるので,必ずしも同世代ともいえないが,二人とも長寿を全うし,その故に,日本とアイルランドという遠く離れた地ではあったが,二人がともに世界の同じ空気を吸っていた期間は意外に長く,1667年から1714年の47年間に及ぶ(表参照)。

益軒は,1630年(寛永7),福岡(黒田)藩士の祐筆役の五男として生れた。18歳時に藩に出仕するが,二代目藩主に疎まれて浪人し,江戸,長崎で過ごした。1664年(寛文4),三代目藩主光之の命で再出仕,7年間の京都,江戸留学を経て,以後,藩士として福岡に住みつき,儒学を講じ,藩命で『黒田家譜』を編纂するなど,儒者として,藩の文治政策の推進者として活躍することになった。また,佐賀藩との国境争いでは命により奔走するなど藩政にも関わった。儒者としては,朱子学の理・気二元論に反対して理・気一元論を唱え,日用の実証的学問や日常生活での行動・生活の仕方などを重視したいわゆる古学派の一人として,江戸時代前期を代表する学者でもあった。儒書のほか,礼書,事典類,教訓書など多くの書を著したが,本草に詳しく,後世に大きな影響を及ぼした『大和本草』(1708)を著した。現代的にいえば,自然科学者でもあった。益軒の書は,民生日用の学として,庶民に向けて平易に書くことを心がけ,その代表が,死の1年前の84歳時に執筆,刊行された『養生訓』であった。また,旅行を好み,多くの旅行記を残した。38歳時に結婚,20歳以上も年の離れた東軒夫人もまた和歌,書,箏,琴などに秀で,二人の仲は睦まじく,琴瑟相和したといわれた [2]。

終章　歴史のなかの長寿観

　益軒が生きた時代は，通史でいえば，江戸時代の前期から中期の初めに相当する。すなわち，1603年（慶長8），徳川家康が征夷大将軍となって江戸に幕府を開き，1615年（元和元）大阪夏の陣に勝利を得て覇権を握り，武家諸法度や禁中並公家諸法度を制定し，江戸幕府がひとまず安泰となった時代の直後に，益軒は生まれた。益軒の修業時代は，1633年（寛永10）から鎖国令が開始され，1637年（寛永14）に天草・島原の一揆が鎮圧され，1639年（寛永16）ポルトガル船の来航を禁止することでほぼ鎖国が完成され，さらに，種々の条例，仕置，法度，作法，御触書などを制定しながら国内の体制が固められ，幕府も安定の時期を迎える時にあたる。

　1651年（慶安4）家光の後を継いだ4代将軍家綱の時代が益軒の青年期から壮年期にあたるが，その時代，ひとまず安定した政権を背景に，商業や産業が発達し，江戸，大坂にみるような都市化が全国的に進み，交通網も広がり，一般社会は活気をおび，経済的にも豊かになってくる。そして，1680年（延宝8），綱吉が5代将軍となって，政治・経済の安定を元に，社会は一層活性化され，文化が華開くとともに，1688年（元禄元）から，井原西鶴，近松門左衛門，松尾芭蕉などに代表されるいわゆる元禄時代が出現してくる。元禄元年といえば，益軒58歳のときである。

　益軒は，家宣を経て，家綱時代まで，長命を保つことになるが，綱吉時代以降，鎖国政策とはいえシドッチなどの外国からの来日者は後を絶たず，密貿易も拡大し，海外との交流はひそかに進行していくが，国内的には荻原重秀の金銀貨幣の改鋳にみるように幕藩ともに財政は逼迫し，社会での経済的格差は大きく広がり，富裕な町人やそれに関わる武士を中心とした社会の奢侈化現象が目だってくる一方，飢饉や疫病なども頻繁に発生し，社会の根幹に位置づけられていた農民の貧困化は進み，農民一揆が頻発することになる[7][12]。

　益軒が生きていた時代は，以上のように，徳川政権がやっと安泰になった時期から，経済や社会に破綻が目につき始め，奢侈化現象と格差社会が顕著となってくる，いわば社会が発展期から停滞期に入ってきた時期に相当する。

そのような時代である18世紀の初めごろより養生書がさかんに出版されるようになるが，そのもっとも大きな理由は，益軒が長寿こそ「天地父母への孝の本」であると強調したように，長寿によって親に孝行することが家を栄えさせ，ひいては家を存続させると考えられたことにあった。もちろんそれは儒学の教えでもあったが，時代の要請が家の存続を要請させたという一面があることも忘れてはならないだろう。この時期，小児や婦人とともに老人など個別的な養生論もまた刊行されたが，老人に関しては，老人自身の養生に加えて，子としての老いた父母への処遇についての記述があることは，益軒の『養生訓』にも見るとおりで，それは養生論が一方で親への孝，家の存続という目的をもっていたことを示している[7]。

　また，このような親への孝，家の存続という思想を強調しなければならない社会層は，まさに益軒がそうであったように，社会の支配層，武士層，あるいは町人でも富裕層であったことは特記しておかねばならないだろう。益軒の書が，民生日用の学であり，庶民に向けて平易に説かれたものとされているが，益軒は社会のなかでは恵まれた福岡藩で生涯重用された藩士であり，藩内はもちろんのこと全国的にも儒者として敬意を表され，家庭的にも子孫を残すことはなかったものの最愛の夫人と仲睦まじい生涯を送ったという，江戸時代という身分社会のなかでの彼の立場からの発言であったことは指摘しておかねばならない。『養生訓』にみる長寿観はまさにそのような立場からの集約とみなすべきであろう。

　ちなみに，17世紀後半から18世紀前半の日本の社会での人口構成についてであるが，詳しいことはよく知られていない。倉地克直[7]は，人口動態の推移など岡山藩を中心としたいくつかのデータを示しているが，平均寿命に関しては，18世紀では，およそ35歳から45歳の間に分布し，ほぼ40歳程度と考えてよいとしている。

　そのような時代，人が如何に長寿を保って，子孫を残し，それぞれの家を，ひいては幕藩体制を維持するかが，益軒にとっても大きな課題であった。

7. スウィフトの長寿観と時代

　スウィフトは，1667年11月30日，ダブリンで生まれた。一般にスウィフトはアイルランド文学史を代表する小説家，評論家として記述されるが，彼の家系はイングランド出身で，祖父の代より祖地を逃れてダブリンに移住してきたもので，いわゆるネイティヴのアイルランド人ではなかった。スウィフトもまた国教会徒であって，多くのアイルランド人が信仰するカトリック教徒ではなかった。また，後にアイルランドやアイルランド国民を弁護する評論によって一躍愛国者として崇められるが，スウィフト自身は終生アイルランド嫌いであったという[13]。

　出生時すでに父を亡くし，母にも捨て子にされて，乳母や伯父に育てられるという不幸な少年時代を経て，ダブリンのトリニティ・カレッジに入学するも，勉学に不熱心で成績不良。怠惰，放縦な生活を送った後にやっとのことで卒業。22歳時，イギリスの名誉革命の影響でダブリンは混乱し，イギリス人であるスウィフトはそこを逃れてロンドンへ渡り，「瞼の母」の縁故でテンプル卿の秘書となった。以来，ロンドンでの職を求めて，ロンドンとダブリンを往復し，その間，アイルランドで国教会の助祭や北アイルランドの教区司祭を短期間務めることになる。30歳を過ぎてから政論家として活躍し始め，37歳時に諷刺才能の開花とされる『桶物語』を出版した。政治にも関与し，最初はホイッグ党支持であったが，厚遇されず，トーリー党が政権を握るとともにその党に変節し，ホイッグ党批判の論を展開したりした。

　しかし，ちょうど日本では益軒が逝去した年の1714年，イギリスではホイッグ党のウォルポールが党首に就任している。ホイッグ党は1721年より長期政権の緒につくことになるが，その頃悶々としていたスウィフトはダブリンの聖パトリック教会の首席司祭となり，爾後死去に至るまでの31年間，ダブリンでの永住生活を送ることになった。

　1724年，アイルランドでは造幣権が認められず，流通していた貨幣は英国

で造幣されたものであったという貨幣鋳造制度のもと，その造幣権が国王ジョージ一世の愛人から商人トッドに移され，銅の含有量が少ないいわゆるトッド銅貨がアイルランドで流通することになった。またそのためにアイルランドは悪性インフレの状況に陥った。その事態にアイルランドの議会や世論は猛反対の姿勢を示すことになったが，その時に，スウィフトは，ドレイピアの名で，公開文（いわゆる『ドレイピア書簡』）を刊行し，激しいイギリス政府への批判を展開することになった。その文書の扇動的効果は著しく，その匿名の筆者がスウィフトであることが明らかになるとともに，彼は一躍アイルランドの愛国者として名をなすことになった。この文書は，単なる貨幣問題でなく，それをきっかけとして，「長年にわたる植民地的収奪の下，悲惨と困窮をかこちながら，諦めや無気力状態に沈溺してきたアイルランド国民の独立心を奮起させようという魂胆」[13]から書かれたものであった。『ドレイピア書簡』の刊行を契機に，スウィフトの風刺化による体制批判という基本的な姿勢が確立されることになる。

それ以降，『ガリヴァー旅行記』(1726)，『貧困児処理法捷径』(1729)，『スウィフト博士の死』(1731) などのスウィフトの代表作が刊行されるが（1740年の最後の遺言書も含めてもよい），その根底には，すべてイギリスの政策批判，当時の社会批判，翻っては，当時の時代精神への批判があったとしてよい。すでに述べたが，『ドレイピア書簡』によって，スウィフトはイギリス支配下にあったアイルランドびいきとされたが，アイルランド愛国者の名を借りてのイギリス政府批判でもあった。

『ガリヴァー旅行記』や『スウィフト博士の死』にみる長寿観，高齢者観もこのような背景抜きにしては語ることができない。

当時のアイルランドは，まさにイギリスの支配下，あるいはその植民地状態にあった。以下，いくつかのアイルランド史の文献をみながら，アイルランドの歴史を素描してみる。益軒を理解するには当時の江戸時代の社会を知らなければならないように，スウィフトを語るためにはアイルランドの歴史の流れを把握しておかねばならないからである。

終章　歴史のなかの長寿観

　旧石器時代にまで遡ることのできるアイルランドの歴史は，ケルト族の住民が先住者としており，5世紀にローマ法王によって聖パトリックと呼ばれるキリスト教司教が派遣されて広くキリスト教化された。アイルランド国民のカトリック信奉には長い歴史があった。その後バイキングの侵略・同化によってダブリン等の町が設立されていた状況で，12世紀，イギリスから来たノルマン人による侵略によって，アイルランドはイギリスの支配下に入った。ヘンリー八世がアイルランド支配の再確立をめざし，1541年，イングランド王兼アイルランド王となったが，ヘンリー八世の方針でイギリスはプロテスタント系に国教化するがアイルランドはそれを拒否してローマ・カトリックを保持することになった。

　1594年にオニールらによるイギリス支配への反乱が起きるが，それも鎮圧されて，1603年に，イギリスのアイルランド支配が完成した。1641年，アルスター地方でカトリック教徒の反乱が起きるなどイギリス支配への抵抗が続けられるが，1649年から51年にかけて，イギリスのクロムウェルが遠征してきて，アイルランド蜂起を鎮圧することになった。ここで，ほぼすべてのカトリック地主の土地が没収され，その土地がイングランド入植者へ与えられることになった。さらに，1673年，公職につく者は英国国教会による聖餐を受けねばならないという「審査律」が制定され，また，1688年のイギリスの名誉革命によって，カトリック教徒であるジェームズ二世が議会によって廃位され，プロテスタントのウィリアム三世が即位するが，1690年，カトリックのフランス・アイルランド連合軍がウィリアム三世軍に敗北するという事態とともに，アイルランドのイギリスによる植民地化はさらに進むことになった。また，イギリスの影響下にあるアイルランド議会は，アイルランドからカトリックを一掃するための刑罰法を制定したり，1720年には，アイルランド議会の立法権を否定する宣言法がイギリス議会で制定されることになり，1727年にはカトリック教徒から選挙権を剥奪する法の制定によって，カトリック教徒の差別化が確立されることになる。

　また，英国による植民地支配とともに，アイルランドの経済情勢もいっそ

う悪化し，不在地主の存在によって，農業生産は輸出品中心となり，国内に必要な農産物は極端に不足がちとなった。英国の法律により，アイルランドからの輸出物には関税がかけられる一方，英国の物品は無関税でアイルランドに輸入された。このようなイギリス議会による重商主義立法は，イギリスを代弁してきたプロテスタント系富裕層の反発をも惹き起こし，反イギリス運動はアイルランド全国民の共通の意志となることになった。また，1740年代には寒波がアイルランドを襲い，1727年来のアイルランド大飢饉で何十万人の農民が死亡した。

　このようにスウィフトの生きた17世紀から18世紀の時代は，アイルランドがほぼ完全なイギリスの植民地となり，政治，経済等でもイギリスの支配下にあり，宗教的には，国民多数のカトリック教徒が自らの権利を剥奪され，英国教会教徒のみが優遇される状況にあった。対内的には一握りの国教徒・大地主層が権力を独占する体制が成立するが，この体制に対する対抗として，①ロンドンからの統制に反発する愛国者，②国教徒の権力独占に反発するカトリック，およびプレスビテリアンら非国教徒プロテスタント，③大地主の権力独占に反発する農村の下層民や都市中流層の，3つの勢力があった[17]。スウィフト自身は，宗教的にも，心情的にも英国派に属していたが，英国での出世が望めず，希望する職にもありつけず，失意のもとでアイルランドに戻って，カトリック系の教会で司祭を務めながら，本名，あるいは匿名ないしは筆名で，イギリス政府や議会に反対し，諷刺したという，上記でいえば，第1グループに属していたことになる。

　『ガリヴァー旅行記』はまさにこのような状況のもとで生み出され，イギリス政府やその政策，あるいはその現状への諷刺として書かれたことは衆目の一致するところである。おそらく，『ガリヴァー旅行記』で描かれた不死人間への期待と実際の悲惨な姿も，イギリスによる圧制に苦しむアイルランド国民の生活，その状況下で老いを迎え，長寿を全うしなければならないことの惨めさを示唆していると捉えるのが妥当なのかもしれない。また，そのような観点からいえば，不死人間へのあこがれや不死人間の幸福を勝手に推測し

た時のガリヴァーは，イギリスにおける支配層，政党の幹部，あるいは国教会派の上層部たちが抱く夢想を代弁したことになる。

スウィフトの高齢者観の背後には，イギリス政府への痛烈な批判があったのである。

8. 益軒とスウィフトの長寿観の相違

以上，益軒とスウィフトの長寿観をその個人史と時代のなかで論じてきた。

繰り返しになるが，益軒の長寿観は，彼自身の置かれた立場，あるいは儒者としての立場から形成されたもので，家を守り，天地父母への孝心のために，人は長寿を目指して生きなければならないという基本的な思想から生み出されたものである。また，個人としての生き方の理想を追求したともいえる。

しかし一方，当時の江戸時代に生きていた個人がどのような環境で育ち，生きていかねばならなかったのかという現実の生活実態への視点からの長寿観は益軒にはまったく欠けていた。当時の多くの国民がそうであったように，過酷な自然と身分社会という人為的な環境のなかで，貧窮にあえぎ，生きていくのがやっとという日々の悲惨な生活のなかで長寿を目指すということの意味については，益軒はほとんど論じていない。益軒の『養生訓』においては，貧困に苦しむ農民や下層町民へのまなざしはほとんど欠如していた。

つまり，益軒においては，年齢を重ねるという意味での「形としての長寿」を保つことは強調されたが，一方，どのような生き方をしながら長寿を送るのかという「質としての長寿」という観点は欠如していたと思われる。貧困に苦しみながら，日々の糧にも苦労し，多くの家族を若くして亡くしてしまうなどのさまざまな不幸を背負って生きることを続けながらの長寿であってよいのか，といった社会的，経済的，あるいは政治的な視点に乏しい長寿観であったことは忘れてはならないだろう。そのような意味では，スウィフトが抱いたような，老残，老醜の長寿観は，益軒には理解できなかったことかもしれない。

スウィフトは，益軒で代表される日本における長寿観について，『ガリヴァー旅行記』で，日本の長寿観について，日本では不老長寿という願いがあること，「歳をとった挙句に死を迎えようという瀬戸際になっても，なおもう少し死ぬのを先にのばしたいと一人残らず願っている」(15)と述べている。ちなみに，スウィフトは，『ガリヴァー旅行記』のなかで，不死人間を見聞することになるラグダナ王国訪問は日本への航海の途次であること，ラグダナ王国と日本とでは絶えず貿易が行われていること，日本（長崎）にはオランダ人しか入国できないこと，江戸で皇帝に拝謁したこと，いわゆる鎖国制度のことなどが言及されている。スウィフトの時代，イギリスでは日本の現状についてはよく知られていたはずである（日本の平戸イギリス商館の開設は1613年），また，スウィフト自身，1728年に，「An Account of the Court and Empire of Japan」という，日本をタイトルにした論考を著している。この論考自体は，当時のイギリス王権と政府の風刺であり，日本という国名を借りての痛烈な批判的論考であり，とくに日本のことを記したわけではない。しかし，わざわざ「日本の皇帝」とした背景を考えると，スウィフトは日本のことを多少とも知っていたと思われる。したがって，本論考は『ガリヴァー旅行記』刊行後のことであるが，スウィフトは，『ガリヴァー旅行記』を準備している段階ですでに日本のことを調べていた可能性は高い。日本における長寿観について触れていることからすれば，あるいは，ひょっとしたら益軒の『養生訓』のことを知っていたのかもしれない。

　さてそのスウィフトは，当初は，「形としての長寿」にあこがれていたものの，それよりもイギリスの圧制に苦しむアイルランドでの高齢者が心身ともに悲惨な状況に陥っている現状，社会のなかでの高齢者への偏見や差別などの実態を目にするにつれ，長寿への希望を失っていく。そのような状況での生活を考えれば，長寿を求めることはむしろ悪であるといっているかのようである。

　「質としての長寿」抜きに老人観を語るのは悪であるとスウィフトは信じていた。益軒のいう「形としての長寿」を否定し，「質としての長寿」という思

想が重要であると指摘したのであった。

スウィフトは，一般に，諷刺家で皮肉屋，人となりは嫌人，厭人，不満家にして，性は傲岸不遜，狷介，倨傲とされる。あるいはまた，23歳の1690年以来，痼疾のめまい（メニエール発作らしい）に悩まされる。このような生来の性格や若年時からの疾病によって，型破りの発想や見方をとるようになったという考えも成り立つかもしれないが，彼の長寿観や高齢者観は，やはり，諷刺の根底にあるイギリス社会や体制への抵抗，一般国民が差別や不遇に置かれることへの反発，弱者への共感などに由来すると見なした方が正しいであろう。

つまり，スウィフトの長寿観や高齢者観は，「老齢ともなれば必ずつき纏うさまざまな不幸のさなかにあって，長寿をどう生き抜いてゆくか」[15]という観点が厳としてあったことを認めねばならない[10]。

このように，益軒の長寿観とスウィフトのそれとは対蹠に位置する考え方であった。

おわりに

現在の日本は高齢者（とくに，後期高齢者）が生き辛い時代であると筆者は考える。そのような観点からいえば，マイナスの要因だけの誇張かのような印象もあるスウィフトの長寿観に益軒のそれよりは強く惹かれるものがある。

筆者のスウィフトへの身びいきには，彼の長寿観や高齢者観のみならず，彼の遺言書によるところが大きいかもしれない。その内容は，中野好夫の著書[13]に詳しいが，その末尾にあるように，スウィフトは自らの全財産を精神病院の建設にあてるようにと遺言した。実際にも，そのように実現され，彼の遺産によって設立された精神病院・聖パトリック病院は俗にジョナサン・スウィフト病院といわれるようになった。その精神病院はアイルランドにおける最初の精神病院でもあった。遺言書のそのくだりのこと，スウィフト病院のこと，自ら幼時育てられた伯父ゴドウィンが狂気に陥ったことから，

若い時から狂気や狂人に関心があったこと，初期の『桶物語』には狂気の言及が多いこと，1714年，スウィフト47歳時，彼はロンドンで有名なベドラム精神病院の理事に就任していることなど，についてかつて筆者は詳しい紹介をした[8]が，これらの事実は，スウィフトの長寿観や高齢者観を理解するうえで欠かすことのできないことである。スウィフトが抱いた，夢のない悲惨な長寿観の背景に，狂気や狂人への暖かいまなざしと狂人のおかれた悲惨な現状への痛憤などもまた垣間みえると，筆者には思われるからである。

文献

(1) たとえば，以下をみよ── Flanigan RJ, Sawyer KF: Longevity Made Simple. Denver: Williams Clark Publ., 2007.
(2) 井上忠：貝原益軒．東京：吉川弘文館，1989．
(3) 貝原益軒（貝原守一校註）：養生訓．福岡：惇信堂，1943．
(4) 貝原益軒（石川謙校訂）：養生訓・和俗童子訓（岩波文庫）．東京：岩波書店，1961．
(5) 貝原益軒：養生訓．松田道雄責任（編集）：日本の名著　貝原益軒．東京：中央公論社，1969．
(6) 小曾戸丈夫，浜田善利（意釈）：黄帝内経素問．東京：築地書館，1971．
(7) 倉地克直：徳川社会のゆらぎ．日本の歴史第11巻「江戸時代／十八世紀」．東京：小学館，2008．
(8) 松下正明：スウィフト考．科学医学資料研究第222号：1-12，1992．
(9) 松下正明："老い"と文化．臨床精神医学 22：677-686，1993．
(10) 松下正明：不老不死より健老長寿へ──さまざまな不幸のさなかにあって長寿をどう生き抜いていくのか．老年精神医学雑誌 12：221-228，2001．
(11) 松下正明：貝原益軒『養生訓』をめぐって．大内尉義編，浦上克哉（監修）：老年医学の基礎と臨床 I．東京：ワールドプランニング，2008，pp 463-467．
(12) 水本邦彦：徳川の国家デザイン．日本の歴史第10巻「江戸時代／十七世紀」．東京：小学館，2008．
(13) 中野好夫：スウィフト考．中野好夫全集第6巻．東京：筑摩書房，1984，pp 213-384．
(14) スウィフト（中野好夫訳）：ガリヴァ旅行記．新潮文庫，東京：新潮社，1951．
(15) スウィフト（平井正穂訳）：ガリヴァー旅行記．岩波文庫，東京：岩波書店，1980．
(16) スウィフト（冨山太佳夫訳）：ガリヴァー旅行記．ユートピア旅行記叢書6．東京：岩波書店，2002．
(17) 山本正：イギリス史におけるアイルランド．川北稔（編）：イギリス史．東京：山川出版社，1998，pp 414-460．

あとがき——解題を兼ねて——

　本書は，私の「認知症論」集である。

　本書に収めるのは，1編を除き2000年から2010年までのほぼ10年間に著した，認知症関連論考，とくに認知症の臨床的な側面を主に論じた論考である。現在もなお，私は，東京都健康長寿医療センターの理事長の任のかたわら，もの忘れ外来，精神科外来で，認知症患者の診療にあたっている。それらの経験を経ながら，あらためて，認知症臨床の重要性を再確認しているが，本書を編もうと思った理由のひとつは，その再確認の気持ちと無関係ではない。

　個々の論考については，後に，2，3コメントするが，現代の高齢社会という状況のなかで，私がどのような経験を経ながら老年精神医学に関わってきたのか，現代の高齢社会に置かれた一精神科医の姿を振り返りながら，本論集を読んでいただければ幸いである。

　私は，1962年に大学の医学部を卒業，精神科医となることを志し，数年間の大学附属病院の精神神経科での修練期間を経て，1966年に都立松沢病院に就職，しばらくして，一生の仕事として，老年精神医学を専門分野の一つとすることを決心した。それからすでに40数年が経つ。大学では，神経病理学という学問や技術を身に着けていたという事情もあり，老年精神医学のなかでも，とくに認知症を対象とし，外来・入院での臨床活動と研究を始めたのが，1968年ごろであった。

　当時の都立松沢病院では，統合失調症などの精神病のため長期間の入院生活の末に高齢者になったという患者さんは少なからず入院していたが，高齢者になって発症した，とくに認知症関連の障害者はきわめて稀であった。アルツハイマー型認知症もビンスワンガー型認知症も，それが特異的な症状や病理所見でもあれば，症例報告をする時代であったのである。

あとがき

　はしがきで述べた現在の日本の高齢社会の現況と比較していえば，私が医学部を卒業する2年前の1960年，高齢者は500万人ちょっと，総人口に占める割合は5.7%，後期高齢者の数は163万人（1.7%），平均寿命は男性で65.3歳，女性で70.2歳であった。総人口が8,000万人を少し超えるほどであったにしても，現在からみたその少なさには改めてびっくりする。1970年，高齢者の率は7.1%となり，初めて，日本は高齢化社会に入ったといわれるようになり，当時の私は，将来，高齢者が増え，精神医学の分野でも老年精神医学が重要になるだろうという予感はしつつも，現在の日本のような超高齢社会が出来するなどとは，想像もできなかった。

　その頃，日本では，老年精神医学を志している精神科医は数えるほどしかいなかった。もちろん，当時，老年精神医学の専門学会すらなかった。日本精神神経学会の一分科会として，総会時に高齢者を対象として診療を行っている専門の精神科医が集まって細々と研究発表を行って，その存在を多少ともアッピールしていたものであるが，私だけでなく彼らをしても，将来，現在のような高齢社会になるなどとは，予想もしなかったはずである。

　おそらく，社会で高齢者が増え，それに伴って高齢期の精神障害が増加し，これからは老年精神医学という分野がいっそう重要になっていくだろうと，多くの精神科医が感じ始めたのは，1970年，日本の社会で65歳以上の高齢者が総人口の7%を超え，高齢化社会になってきたことが喧伝され，国の施策のなかでも高齢者対策が注目されるようになってきてからである。

　しかし，その頃から日本の老年精神医学が始まったというわけではない。

　現在でもそうであるが，老年精神医学の中心テーマの一つは認知症であり，また認知症研究であるが，日本における認知症研究の歴史は古い。日本精神神経学会（当時は，日本神経学会）が創設されたのが1902（明治35）年であるが，それ以前から，大学医学部の卒業生が主として欧米，とくにドイツに留学し，当時の医学の最先端の技術である病理形態学を学んでいた。病理形態学を応用できる精神疾患といえば，認知症か脳器質性疾患であることから，彼らの欧米での研究では，認知症等が主な対象であったことは論ずるまでも

ない。東京大学精神医学教室の第4代目の教授である三宅鑛一は, 知能, 精神機能, 精神疾患, 認知症等の心理学的研究でよく知られているが, 彼のドイツ留学時代の研究は高齢者の大脳皮質の解剖学的研究であったことからもその一端は窺うことができるし, 日本の精神科医で欧米に留学し, 認知症の神経病理学で卓越した業績を挙げられた方に, 時代はやや下るが, ピック病研究史上名高い大成潔や, 血管性認知症ですぐれた研究を発表した植松七九郎などがいた。

認知症研究のパイオニアたちは欧米の留学先で現地の症例を貸与され, それを対象として研究を行ってきたが, その後, 日本人の認知症者脳を対象とした病理形態学を主とした認知症研究は, 日本のなかでも育ちはじめ, すでに戦前, 花を咲かせることになる。そのなかで, とくに光り輝くのは, ピック病の病理形態学研究の渡邊道雄, ピック病における失語症研究の古川復一の研究であろうか。いや, それだけでなく, 現在でも引用に値する本邦独自の研究は少なくなかった。

このように, 対象領域としては老年精神医学に属させることができる研究は, 戦前からみられていたが, 高齢者を対象に, 精神神経疾患の診断, 治療など広く臨床的活動を行い, さらに, 臨床・生物学的研究などを行うような専門集団が形成され,「老年精神医学」という固有の分野が作られていくのは第二次世界大戦後のことであった。

本文の第9章でも述べたことであるが, おそらく, 多くの精神科医のなかに, 認知症を主体とした高齢者の精神疾患への関心が芽生えだした最初のきっかけとなったのは, 1954 (昭29) 年, 日本精神神経学会で,「老人の精神障害」をテーマとしたシンポジウムがもたれ, その記録が 1955 年の精神経誌に掲載され, さらに, その内容がより詳細に記述されて, 1956 年, 単行本『老人の精神障碍』(三浦百重編) として医学書院から刊行されたことである。そこで, 奈良医科大学教授の金子仁郎 (のちの大阪大学教授) は「老人の心理」, 鳥取大学教授の新福尚武 (のちの東京慈恵会医科大学教授) は「老人の精神病理」, 都立松沢病院副院長の猪瀬正 (のちの横浜市立大学教授) は「初老及び老年期

あとがき

精神病の組織病理学」について，それぞれの領域におけるその時点までの詳細な総説を行った。このシンポジウムから単行本刊行までの一連の出来事が，当時の日本の精神科医に，高齢者における精神障害について多くの関心を喚起し，金子，新福，猪瀬の諸先生の所属となった大阪大学，東京慈恵会医科大学，都立松沢病院，横浜市大などを中心に，高齢者の精神疾患を対象とした臨床家や研究者が輩出してくる。

そして，増加しつつある高齢者の精神疾患の臨床経験に加え，高齢者の心理，高齢者精神疾患の疫学，臨床所見，神経病理，髄液や脳の生化学などの研究の実績が着実に積み重ねられていくことになる。

しかし，「老年精神医学」がひとつの分野として確立していくのは，前述したように，高齢化社会と称されるようになった1970年頃からであった。高齢化社会を迎えた日本の現状に並行しての現象であったといえよう。その流れをいくつかのイベントで追ってみると，日本における認知症の疫学研究のきっかけとなった長谷川和夫らによる東京都での最初の在宅高齢者認知症の実態調査が実施されたのが1973年。1976年に，『現代精神医学大系』中，「老年精神医学」（黒丸正四郎，新福尚武，保崎秀夫編）と銘打たれた巻が刊行され，1983年には，老年医学に関わる日本で最初の全集である『臨床老年医学大系全20巻』（村上元孝，太田邦夫，今堀和友監修，島田馨，東儀英夫，野呂俊夫編）中で，私の責任編集で「精神・心理」の巻が，翌1984年，当時洛陽の紙価を高めた室伏君士の『老年期の精神科臨床』が刊行され，また同年から専門誌『老年精神医学』（編集委員：石井毅，長谷川和夫，原田憲一，柄澤昭秀，西村健，東儀英夫，松下正明——1988年に廃刊），1990年には専門誌『老年精神医学雑誌』（編集委員：三好功峰，大塚俊男，清水信，平井俊策，本間昭，松下正明—— 2011年現在，22巻を重ねている）が発刊されだした。また，専門家の集まりとしては，石井毅や私らが中心となって設立した「日本認知症学会」（かつては日本痴呆学会）の始まりが1982年。長谷川和夫，西村健，その驥尾に付して私らが中心となった「日本老年精神医学会」の設立は1986年であった。

このような，私個人の関心から，種々のイベントを思い出していると，

あとがき

　1970年ごろから芽生えだした老年精神医学への関心が1980年代になって一挙に盛り上がり，とくに認知症への関心が高まり，精神科医のみならず，神経内科医，脳外科医，老年科医など多数の認知症専門家が輩出して，臨床と研究にたずさわり，多くの業績を挙げるようになってきたことがわかる。さらに，1990年から現在までの20年間，認知症に限っていえば，その病態は詳細に解明され，CT，MRI，SPECT，PETなどの脳画像の技術の開発もあって，診断技術にも革新的な進歩がみられるようになった。また，1999年，日本で最初の抗認知症薬のドネペジル（商品名アリセプト）が認可，発売され，これまでは認知症にたいしては脳代謝賦活薬，脳循環改善薬などしか存在していなかった状況が一変することになった。医療のみならず，2000年の国の施策による介護保険制度の導入によって，介護，介護予防でも大きな発展がみられてきたことも触れないわけにはいかないだろう。

　認知症の診療に関わるとき，対象者である高齢者が，現在の日本の社会のなかで，あるいは居住している地域のなかで，どのような立場にいるのか，どのように処遇されているのか，もっと範囲を狭めれば，家庭のなかで，どのような役割をとっているのか，長寿者としてどれほどに尊敬され，あるいは逆に見捨てられ，虐待されているのか，あるいは高齢者の生活を支える経済的基盤には恵まれているのか，貧しさに困っているのかなど，診察室で目の前にいる高齢者の置かれた社会的，家庭的状況の理解が必要となる。本書の最初に，序章として，「現代における多様な高齢者像」を取り上げたのは，認知症を理解する前にまずは社会における高齢者の位置づけを知る必要があるという意図があってのことである。依頼されたテーマは「現代における長寿観」であったと記憶しているが，かつてと違って現代では特徴的な長寿観を描くことは非常に難しく，その一因に，現代社会での多様な高齢者像があるということで，表題のようなテーマにして執筆したものである。内容的には，自らの調査・研究報告ではなく，国民衛生の動向や高齢社会白書の引用にもとづく総説にすぎないが，これからも，高齢者が激増してくる社会では，

あとがき

様々な高齢者像が描かれることになるだろうということを予告したいと思って執筆した論考である。

第Ⅰ部「高齢者診療の基本姿勢」は，同一表題の第1章のみからなるが，この論考は，老年精神医学の専門医となるために準備している若い精神科医に向けて書かれた。

日本老年精神医学会は，2000年4月より，学会認定の専門医制度を発足させた。認知症を含め，高齢者の精神疾患の診断，検査，治療などには，専門的な知識と技量が必要であり，その専門性を学会レベルで認定し，これからの日本の高齢者の精神科医療の質の向上に役立てたいというのがその目的であった。また，精神科関連の学会では，日本老年精神医学会の認定医制度が最初の試みであった。学会は，専門医になるために知識と技術に関して最小限必要な要請（ミニマム・リクワイアメント）という意味で，『老年精神医学講座　総論，各論』の2冊本を作成し，全会員に配布することにした。「高齢者診療の基本姿勢」は，第1巻の改訂版の章として執筆された。高齢者を診察する際の，基本的な心構えとして，認知症や種々の精神障害に罹患しているとはいえ，豊富な人生経験をもった一人の人間としての高齢者に対する敬意なくして高齢者診療は行われるべきでないという基本的な理念から，高齢者診療の個々の場面での注意点を指摘したものである。

第Ⅱ部では，「認知症とは何か」，認知症という概念は何を意味するのかという認知症総論のなかでももっとも基本的な問いかけに関する論考を集めた。

第2章「認知症の概念・定義」は，『神経内科』という専門誌が特別号（Supplement）として企画した「認知症診療マニュアル」のために執筆した論考で，認知症の定義として現在流行りの操作診断を意図するDSM-IVによる定義と従来診断に依拠するICD-10による定義とを比較しながら，DSM-IV定義では記憶障害を主体とし，ICD-10では精神機能全般の障害を強調していることを指摘したうえで，DSM-IVの認知症定義はアルツハイマー型認知症をモデルとしているが，認知症には，それ以外のピック型認知症（ピック病），皮質下認知症，レビー小体型認知症，血管性認知症などがあり，それらのす

べてに当てはまるような認知症定義が必要で，そのためには，ICD-10 による定義がより実際的であることを述べた．

1980 年代，私は，認知症論を精力的に展開したが，その中心にあったのが，皮質下性認知症論であった．

私は，1966 年に都立松沢病院に赴任したとき，最初に，女性の慢性病棟を担当させられた．そこには，ほとんど社会復帰が不可能な，陳旧性の，当時の言葉でいえば，荒廃した統合失調症者や精神遅滞者，脳器質性疾患者が入院していたが，そのなかに，認知症自体はほとんどみられないものの特異な性格変化が目立ったエコノモ脳炎後遺症の人もいた．その人の精神症状をより詳しく知るために，松沢病院での大先輩であり，当時，熊本大学医学部精神神経科教授の立津政順の黒質障害に関する論文や，そこに引用されていた Stockert の論文を読み，このような精神状態をまとめて subkorticale Demenz と称されていることを学んだ．そのような臨床経験を経ていたときに，進行性核上麻痺の精神症状に関する Albert ら，また，ハンチントン舞踏病の精神状態に関する McHugh らの論文を目にし，私の臨床経験（その時には，松沢病院に入院していた数人のハンチントン舞踏病の経験もあった）に合致するところが多く，それらをきっかけに，私なりの皮質下性認知症論を集中的に著したのであった．

本論集は，2000 年以降の論考を集めたが，私の認知症論集で，皮質下性認知症論を欠かすわけにいかず，例外的に皮質下性認知症に関しての私の最初の論考を採りあげることにした．それが，第 3 章「皮質性認知症と皮質下性認知症——高齢者にみる認知症の分類をめぐって——」である．今から 20 数年前の 1984 年の論考だが，高齢者の認知症性疾患を，皮質性認知症と皮質下性認知症という対立概念から分類するというひとつのテーゼを提出しており，今でも，私自身はそのような分類をしているという理由で，本論集に収めることにした．また，この論考は，前述したように日本で最初の専門誌『老年精神医学』の第 1 巻で公刊したもので，すでにこの雑誌は廃刊となっており，今となっては図書館でもこの雑誌を見ることは不可能に近く，その

あとがき

こともまた,あえて本論集で採録した理由である。

この論考でも詳しく述べているが,皮質下性認知症は,治療可能な認知症 (treatable dementia) と表裏の関係にある概念である。従来の古典的な認知症の定義によれば,認知症はひとたび発症すると軽快することはないとされた。しかし,1920年代からのマラリア発熱療法による進行麻痺の改善という臨床経験から,軽快する認知症の存在は指摘されていたが,皮質下性認知症概念の提唱をきっかけに,そのタイプの認知症では治療可能性があることが強調され,俄然として,治療可能な認知症概念が浮かび上がってきたのである。そのあたりの経緯を,第5章「Treatable dementia 概念・再考」で論じた。

なお,1980～90年代,これらの認知症概念に加え,辺縁性認知症,軸性認知症,あるいは白質性認知症など,さまざまな認知症概念が欧米,本邦を問わず,提出され,ある意味で,認知症論の花盛りの時代であったことは,今振り返ってみて,感慨深い。現在,そのような認知症論はほとんど影をひそめているからである。

第4章の「MCI概念雑感」は,『老年精神医学雑誌』が「軽度認知障害 (MCI) を考える」という特集を組んだが,依頼されてMCI概念への批判的考察を加えた。認知症の定義にはあてはまらないが,日常生活では記憶障害が著しいという状態があり,それをMCIとして診断しようというのがその概念の主旨である。私たち老年精神医学の専門家のひとつの役割は,認知症の早期診断をすること,認知症の発症をできるだけ早く見出して,すぐにでも治療やケアの介入を行うことである。認知症がどのような状態から始まるのかが専門家の関心事であったが,そのいわゆる正常と病気との曖昧模糊とした境界に何らかの線引きをする努力をやめ,その境界に新たな疾患概念(?)を設けることによって境界の線引きに替えるというのがMCI概念提唱のみそであった。私は,そのようにMCIを理解して,正常と病気との間に別個の疾患概念を提唱することは,次には,正常と別個の疾患概念との間,また別個の疾患概念と病気との間に,それぞれの境界の線引きが必要となることを意味することになり,臨床的には無駄な努力をすることになるとしてMCI概

念批判を行ったのが第4章の論考である．事実，その後の種々の研究によると，MCIと判定された症例の半数は，その後状態は進行せず，正常の高齢者のままにあり，一方，残りの半数の多くはアルツハイマー型認知症に移行し，一部は血管性認知症やピック型認知症（ピック病）に進展していったという．その割合は報告者によってさまざまであるが，その数字は別として，これらの研究からいえることはMCIとされた一群の疾患群はheterogeneousな集団であるという認識である．たとえば，正常とアルツハイマー型認知症の境界はどのような状態であるのか，何をもって線引きをしなければならないかという議論のなかで，このようなヘテロな疾患概念を挿入することは多くの混乱を招きかねない．

　MCIを疾患概念として捉えるのが正しいのかどうかについてはもっと論をすすめるべきであったが，与えられた紙数が限られており，いささか舌足らずの論考になったのは否めない．それでも，この論考を刊行後，ある人から「よくぞ言ってくれた」という電話をいただき，MCI批判者は少なくないのだと思ったものである．

　第III部には，アルツハイマー型認知症（アルツハイマー病）関連の3編を採りあげた．アルツハイマー型認知症の病因論，症候論，経過論等については，1980〜90年代にさまざまな論考を著したので，ここでの3編は，アルツハイマーの伝記，1906年，後にアルツハイマー病の第1例と称されることになる症例の学会報告がなされたが，その報告から1911年，アルツハイマー自身が第2例を報告するまでの5年間の経緯についての歴史的検討，アルツハイマー病概念が確立してから現在に至るまでのアルツハイマー病研究略史に関する論考などに限った．

　しかし，これらのいささか精神医学史的趣きのある論考の背景にある私の基本的な立場は，現在，アルツハイマー型認知症とされる疾患概念にはいくつかの異なった疾患が混在している可能性（それを私は，「アルツハイマー型認知症にみる異種性，多様性」として論じたことがある）があり，その疾患概念の混乱はアルツハイマー自身が第1例，第2例を報告したオリジナルの時点に

あとがき

まで遡ることができるという考えにあり，その検討なしには，現在の認知症臨床での疾患概念や診断基準等の問題を解明できないという，まさに臨床的な問題があってのことである。単に歴史的な興味からではなく，臨床的な問題意識から，アルツハイマー病発見の経緯を論じたのであった。また，1990年代，精神医学史の領域では，アルツハイマーが報告した症例を，初老期発症，精神症状を伴った認知症，神経原線維変化という特異な病変の存在，といったいくつかの特徴だけをもって，アルツハイマー病と命名したクレペリンの「早すぎた命名」に関する話題がにぎわったが，私は第7章，第8章の論考でそれに関しても言及した。それはまた，疾患の命名には，単に医学的な状況だけでなく，社会的要因が関連することを論じるテーマでもあった。

第6章「アルツハイマー略伝」は，『科学医学資料研究』という，医学史や科学史に関心のある人たちを対象に刊行されていた月刊誌（というよりパンフレットに近いが）に，アルツハイマー型認知症はもちろんのこと，アルツハイマー個人のことにも疎い人を対象として書いた，読み物風の論考である。アルツハイマー個人の伝記に加え，彼の師匠であるクレペリンとの係わりもこの論考のひとつのテーマであった。なお，この論考は本論集のなかでは非専門家向けに書いた唯一のものである。

『科学医学資料研究』という月刊誌は，講談社がスポンサーとなり，緒方富雄，小川鼎三，川喜田愛郎らがリーダーシップをとって，医学史，科学史の研究のために必要な，しかも日本にはきわめて稀にしか存在しない西洋学術古典書をできるだけ豊富に集め，研究者に活用しうる便宜を提供することを目的として設立された財団・野間科学医学資料館の月報である。本資料館は，1974年，「日本古医学センター」の名称で発足し，1978年に「野間科学医学資料館」と名称変更し，25年間にわたって西洋古典医学・科学書を中心に3000点以上の広大な資料を収集したが，2003年3月をもって，諸般の事情で閉館となり，現在は存在しない資料館である（なお，この資料館で蒐集した3000点以上の西洋の学術古典書は，京都にある国際日本文化研究センターに寄贈され，そこで野間文庫として研究者のために広く利用されている）。そこでの月報は，

あとがき

1973年10月に第1号を発行し，2003年3月第343号をもって最終号となったが，その月報には，蒐集した学術古典書の紹介に加え，数多の国内の代表的な科学史家，医学史家たちの論考が掲載され，当時の史家たちにとっては目が離せない雑誌であったと思われる。私は，1980年代に川喜田愛郎によばれて資料館の企画委員となり，月報の編集にたずさわり，最後のころは資料館長の任を務めた。今となっては幻の『科学医学資料研究』に掲載された論考は，およそ800点。質の高い「科学史・医学史」誌であったといえるが，現今，この雑誌掲載の論考を引用する人は少ない。

第Ⅳ部は，血管性認知症，ピック型認知症（ピック病）に関する論考を集めた。

第9章「血管性認知症の症候をめぐって」は，東北大学教授の目黒謙一の編著で刊行された『血管性認知症』の序文として執筆したものである。かつて一緒に勉強した仲である目黒謙一に依頼され，私自身も以前血管性認知症の臨床と病理を専門にしていただけに，この疾患に対しては個人的な想いがあり，いい機会だと思って，通常のありふれた序文ではなく個人史的な色彩の強い私なりの血管性認知症論を展開した。このようなスタイルの序文は外国の著書でしばしばみることがあるが，本邦での著書では珍しいスタイルで，編著者もびっくりしたらしい。しかし，1970年代，日本では血管性認知症がどのように受け止められていたのか，その歴史を知ることは現代にとってまったく意味のないことではない。

第10章「血管性認知症再考」は，『老年精神医学雑誌』が同テーマで特集を組んだときに依頼されて執筆した論考で，現今，アルツハイマー型認知症でも血管障害，あるいは血管因子が重要であることが主張され，それはそれとして正しいとしても，その論が発展して，血管性認知症とアルツハイマー型認知症を同一の疾患過程で理解するといった風潮が現われてきているようで，「それはないだろう」といささか憤然となって書いた論考である。

第11章「ピック病再考」は，私が総編集で今なお刊行中の『専門医のための精神科臨床リュミエール』の第12巻として，熊本大学教授の池田学が責任

あとがき

編集した「前頭側頭型認知症の臨床」に掲載した論考である。現在の精神医学では、かつてのピック病という名称はほとんど用いられず、前頭側頭型変性症の一亜型と位置づけられるようになっているが、私は、前愛媛大学教授の田邉敬貴との共著で『ピック病』という著書を刊行し、そこで強調したように、前頭側頭型変性症にほぼ同意義のものとして従来のピック病という疾患概念を残し（ピック型認知症）、むしろ、前頭側頭型認知症等はその下部概念に位置づけることを主張している。また、現在では、ピック小体がみられるものだけをピック病とするという考え方が主流になりつつあるが、その考えは臨床概念と病理概念の混同にすぎず、私は、その概念には臨床的妥当性が保証されていないと批判的である。そのような私の考えを知ったうえで、田邉の門下である池田学は、その編著のなかで、私の論考だけピック病という名称を用いてもよいとした。

私は、自らの姿勢として、ありふれた概念、あるいは新しく提起された概念など、まずは疑いの目で眺め、自らの経験を通して、その是非を判断するという構えを保持してきた。ある意味では、異端者的立場に好んで立ってきたが、この論集を編むにあたって、これまで書いてきた論考をまとめて読むと、MCIの論考、血管性認知症やピック型認知症の論考など、異端者的色彩が強いのに、われながら忸怩たる思いがないわけではない。

第V部の「認知症の治療」では、10年ほど前の論考と本書で唯一の書き下ろし原稿の2編を含めた。

第12章「抗認知症薬の戦略」は、2000年2月刊行の『老年精神医学雑誌』での同じテーマの特集のために執筆した論考である。その特集は、1999年、本邦で最初の抗認知症薬ドネペジル（商品名アリセプト）が発売されたことを受けての企画だったと思われる。当時の時点で知られていたアルツハイマー型認知症の病態を大前提として、そのような病態にもとづけば、これからの認知症の治療戦略として、Aβ蛋白やタウ蛋白を対象とした薬物開発、あるいは抗炎症薬、酸化ストレス関連薬、神経伝達物質改善薬などの開発が期待されることを論じたものである。当時、このような論考を書きながら、10

あとがき

年後,どのような薬物の進歩があるのか,おそらくここで書いたことなど過去の遺物として,こんなこともあったのかと懐かしく読まれることになるのだろうなどと考えに耽ったことを思い出す。この論集をだすことになったのが,それからちょうど10年。しかし,本論考を読み直して,当時も今も変わらず,やっと2011年3月に,ドネペジル以外の神経伝達物質関連,あるいは神経細胞活性化関連の抗認知症薬が認可されたばかりであるといった抗認知症薬開発の遅さに,ある種の驚きを感じている。この論考ではどういうわけか触れていないいわゆるワクチン療法を含めて,抗認知症薬の開発がいかに困難であるのか,そのことを実感させる論考でもあるといえよう。

第13章「外来認知症診療の経験から」は,すでに述べたように,現在東京都健康長寿医療センターで,私自身認知症を主とした外来診療を手伝っているが,そこでの経験を論じたというよりはむしろ記録した,本論集で唯一の書き下ろし論考である。単なる一人の精神科医の経験にしか過ぎず,それをもって日本における認知症医療全体を推し量るなど大それたことは考えていないが,東京都内のある地域での高齢者に特定した総合病院のなかでの認知症医療の実態はどのようなものかを垣間見るためには少しは役に立つのかもしれないと思って記したものである。

終章には,序章との対比ということもあって,歴史のなかでの長寿観を論じた論考「歴史のなかの長寿観――貝原益軒とジョナサン・スウィフト――」を収めた。洋の東西を問わず,長寿観についての論考は数多いが,なかでも日本の貝原益軒とアイルランドのジョナサン・スウィフトのそれは長寿観の双璧をなす。一方では長寿であることを幸福として長寿であるための養生訓を述べ,他方は長寿であることの惨めさと不幸を述べたという,まったく対蹠的なものの見方としても,彼ら二人はその双璧をなすという立場から考察した論考である。よく知られているように,スウィフトは,その『ガリヴァー旅行記』のなかで,日本という国では長寿であることを幸福とみなしていると皮肉交じりに紹介しているが,その名前こそ出していないものの,おそらくスウィフトは益軒の思想を知っていたふしがある。もちろんそれは私の

225

あとがき

　憶測にすぎないが,そのようなこともあって,スウィフトと益軒を比較して論じたのであった。その両者の長寿観のいずれをよしとするかは,彼らが生きた社会や時代のことを考慮しなければならず,比較のしようがないが,この論考では,どちらかというと,スウィフトの方に旗をあげているかのようである。

　なお,私は,昔からスウィフトびいきで,彼についての評論を2,3執筆したことがある。本論考はその一つでもある。

　最後になったが,本論集を編むにあたって,弘文堂編集部の浦辻雄次郎さんには,懇切で行き届いた種々のアドバイスをいただいた。ここに記して,厚く御礼申し上げたい。

　　平成23年9月

　　　　　　　　　　　　　　　　　　　　　　　　　　　　著　者　識

初出一覧

序章　現代における多様な高齢者像（原題同じ．認知症ケア事例ジャーナル 3：99-104, 2010）

第 I 部　高齢者診療の基本姿勢
　第 1 章　高齢者診療の基本姿勢（原題同じ．日本老年精神医学会編：改訂・老年精神医学講座；総論．ワールドプランニング，東京，2009，pp 41-57）

第 II 部　認知症とは何か
　第 2 章　認知症の概念・定義（原題同じ．神経内科 72（Suppl.6）：1-5, 2010）
　第 3 章　皮質性認知症と皮質下性認知症――高齢者にみる認知症の分類をめぐって――（原題「皮質下性痴呆――老年期の痴呆の分類をめぐって――」を改題．老年精神医学 1：172-180, 1984）
　第 4 章　MCI 概念雑感――MCI 概念の功罪を考える――（原題「MCI の意義について――MCI 概念の功罪――」を改題．老年精神医学雑誌 20：317-319, 2009）
　第 5 章　Treatable dementia（治療可能な認知症）概念・再考――その誕生と受容をめぐって――（原題「Treatable dementia 概念・再考――その誕生と受容をめぐって――」を改題．老年精神医学雑誌 19：947-952, 2008）

第 III 部　アルツハイマー型認知症（アルツハイマー病）
　第 6 章　アルツハイマー略伝（原題「アルツハイマーの悩み，クレペリンの悔い」を改題．科学医学資料研究 312 号：1-12, 2000）
　第 7 章　アルツハイマー病の発見をめぐって――アルツハイマー病の歴史のなかで――（原題「アルツハイマー病の発見をめぐって――アルツハイマー病の歴史の中で――」を改題〔副題の表記のみ〕．日本臨牀 66（増刊 1）：7-17, 2008）
　第 8 章　アルツハイマー型認知症の研究眺望（原題「アルツハイマー病の歴史」を改題．松下正明総編集，三好功峰，小阪憲司編：臨床精神医学講座 S9 巻アルツハイマー病．中山書店，東京，2000，pp 5-15）

第 IV 部　血管性認知症，ピック型認知症
　第 9 章　血管性認知症の症候をめぐって（原題「序文」を改題．目黒謙一編著：血管性認知症．ワールドプランニング，東京，2008）
　第 10 章　血管性認知症再考（原題「血管性痴呆再考」を改題．老年精神医学雑誌 14：163-168, 2003）
　第 11 章　Pick 病再考（原題同じ．松下正明総編集，池田学編集：専門医のための精神科臨床リュミエール 12　前頭側頭型認知症の臨床．中山書店，東京，

初出一覧

  2010, pp 82-90)
第 V 部　認知症の治療
 第 12 章　抗認知症薬の開発の戦略（原題「抗痴呆薬開発の戦略」を改題．老年精神医学雑誌 11：139-144, 2000）
 第 13 章　外来認知症診療の経験から（書き下ろし）

 終章　歴史のなかの長寿観──貝原益軒とジョナサン・スウィフト──（原題同じ．こころと文化 8：11-22, 2009）

事項索引

- 読みの五十音順に配列してある。
- 欧文および欧文始まりの索引語は末尾にアルファベット順に配列したが，一部は五十音順配列の該当箇所にも併記してある。

あ

ICD-9-CM　33
ICD-10　32,35,36,38,113,140,141,142,143
アイルランド　205,206,207,208
アイルランド大飢饉　208
アセチルコリン　144,170
アセチルコリン・エステラーゼ（AChE）阻害薬　121,164,172
アセチルコリン仮説　115,117,144,145,169
アセチルコリン系神経伝達物質　121
アセチルコリン系伝達機能障害説　119
アポトーシス　168,169
アポリポ蛋白E（アポE）　110,115,116,167
アポリポ蛋白E4　118,146
アミロイド・アンジオパシー　115
アミロイド・カスケード仮説　115,117,143,145,167,168
アミロイド前駆体蛋白（APP）　110,116,143,166
アミロイド蛋白　21,117,166
アミロイドβ蛋白　164
アルコール依存症　181
アルツハイマー型認知症　21,26,28,32,33,36,38,41,42,44,45,48,52,57,58,59,63,108,113,114,115,116,117,118,120,120,122,123,128,129,130,131,132,133,134,136,138,139,140,142,143,144,145,146,164,165,166,167,168,170,171,172,174,180,181,182,183,184,187
アルツハイマー型老年認知症　108,121
アルツハイマー神経原線維変化　76,95,109
アルツハイマー病　37,72,75,82,83,85,88,89,91,92,94,95,98,99,100,103,105,108,109,110,111,112,113,114,115,119,153
アルツハイマー・ペルシーニ病　87
安房臨海学園　176

い

医学モデル　20
生きるに値しない生命の抹殺　161
異種性　113,114
遺伝子異常　108,144
遺伝性異種性　116,116
意味性認知症　159
インターロイキン　167
インドメタシン　172
インフォームド・コンセント　15,17,18,22,23,24,28,29

う

ウィルス感染症　68
ウィルソン病　38,50,52
ウェルニッケ・コルサコフ症候群　51,52
うつ病　27,181,183
運動療法　122

え

英国国教会　207
エコノモ脳炎後遺症　46,52,53
エストロゲン　171,172
ADL　7,9
MRI　27,117,186,187

お

『桶物語』　205,212
オリーブ核・橋・小脳変性症　46,47,52
音楽療法　122

か

絵画療法　122
介護保険制度　8,9
回復可能な認知症　65
回想法　122

229

事項索引

かかりつけ医　186,188
格差社会　7
カスパーゼ　143
仮性認知症　50
家族性アルツハイマー型認知症　115,117,
　　118,167
家族性アルツハイマー病
カトリック教徒　207,208
ガランタミン　187
『ガリヴァー旅行記』　195,197,206,208,210
簡易型知能検査　23
感覚性失語　156
患者の基本的自由と権利　14,15
患者の声や心を聴く　22,24
患者の人権　14
緘黙　156

き

記憶機能検査　27
記憶障害　41
器質性認知症　62
気分障害　153,183,184
気分・不安障害(群)　184,185
GABA　169
急速に進行する認知症（RPD）　68
救貧三策　175
強制治療　19
局在性認知症　43

く

クリューヴァー・ビューシー症候群　51
グルタミン酸　169
グループ療法　122
クロイツフェルト・ヤコブ病　68
『黒田家譜』　202

け

系統的神経変性症　154
軽度認知機能障害　56
刑罰法　207
血管因子　144
血管性認知症　26l,32,33,36,41,52,57,78,114,
　　128,129,130,131,132,133,134,135,136,137,
　　138,139,140,141,142,143,144,145,146,174,
　　180,182,183,184,187

幻覚　53
幻覚症　183,185
幻覚妄想　27
限局性脳萎縮症　102,149,153,158
健康長寿法　191
健忘症　40
権利の告知　18

こ

抗炎症薬　167
後期高齢者　2,4,7,8
抗酸化ストレス　171
抗精神病薬　121
『黄帝内経素問』　194
後頭葉性痴呆　132
後頭葉性認知症　42,132
抗認知症薬　115,164,165,166,173,186,187
後白質性認知症　44
後皮質性認知症　43,45,52
高齢化社会　4,120
高齢者人口　2
高齢者医療　20
高齢社会　4
高齢者観　191,194,197,206,209,211,212
高齢者実態調査　131
高齢者診療　14,15,16,18,22,23,24,25,28,29
高齢者世帯　6,7
高齢者像　1,3,10
高齢者の孤立化現象　5
語義失語(症)　38,159
『国民衛生の動向 2009 年』　9
国連原則　14,15,16,18
言葉遣い　23,24
コリン系作動薬　171
コルサコフ型健忘　48
コルサコフ症候群　49,51
混合型認知症　44,52,180

さ

在宅認知症老人の疫学調査　120
サイトカイン　167,169
差別　14,15
サルコイドーシス　68
酸化ストレス　143,165,168,169

事項索引

し

軸性認知症　43,51
思考過程の緩慢　47,49
自己決定権　17,18
自己免疫病　68
歯状核・赤核・淡蒼球・ルイ体変性症　38,52
視床腫瘍　46,47
視床性無動症　46
視床変性症　46,47,52
「七人の侍」　1
疾患型　98
失語（症）　26,40
失行　26
失認（症）　26,40
失念　47,49
CT　27,115,117,120,129,136,178,181,182,186
自発性の欠如　156
社会権　14
社会的孤立　2
石神井学園　176
自由権　14
守秘義務　19
循環障害　165,169
循環障害因子　144
障害者の権利宣言　15
常同行為　155
衝動性脱抑制　44
初老期認知症　83,92,119
初老期発症　103,105
神経学的検査　25
人格障害　153
人格変化　159
真菌症　68
心筋シンチ　187
神経栄養因子　171
神経画像　129
神経原線維　100
神経原線維変化　83,94,95,98,99,101,102,104,
　　105,108,110,118,143
神経細胞死　168
神経心理学的検査　25,27
身体心理社会モデル　20,26
神経成長因子　171
神経伝達異常仮説　169
神経伝達物質　118
神経伝達物質異常　170
神経伝達物質関連薬物　165
神経伝達物質調整薬　121
神経ペプチド　171,172
人権の尊重　18
進行性核上麻痺　38,46,52,133
進行麻痺　63,78,83,100,153
審査律　207
人生経験豊かな患者　23

す

髄液検査　27
『スウィフト博士の死』　197,206
SPECT　27,117,186,187

せ

性格障害　40,41
正常圧水頭症（NPH）　64
正常加齢範囲内　180,181,182,183,185
『精神医学教科書』　82
『精神医学教科書　第8版』　35
『精神医学提要』　82
精神医学の悪用　19
精神運動性遅滞　50
精神機能の緩慢さ　50
精神外科手術　16
精神硬直　46
精神疾患　15,19,20,96
精神疾患を有する者の保護及びメンタルヘルス
　　ケアの改善のための諸原則　→国連原則
精神病院　135
成年後見制度　17
聖パトリック教会　205
聖パトリック病院　211
世界人権宣言　15
説明義務　19
セロトニン　169
前期高齢者　8
宣言法　207
前頭側頭型認知症　37,68,150,159,181
前頭側頭葉変性症　37,150
前頭葉症候群　42,50
前頭葉・側頭葉優位型萎縮症　150
前頭葉優位型(脳)萎縮症　150,156,158

231

事項索引

前頭葉優位型ピック病　37,155,159,160
全認知症　43
前白質性認知症　44
前皮質性認知症　43,45,52

そ

操作的診断基準　32
早発(性)老化　92,98,99,101
側頭葉症候群　42
側頭葉優位型(脳)萎縮症　150,156,157,158
側頭葉優位型ピック病　38,155,159,160
ソマトスタチン　169

た

退院支援チーム　178
滞続言語　155,156
滞続症状　44
大脳白質病変　136,140
代理人　15,17
タウ蛋白　21,116,117,118,146,167,172
多職種によるチーム医療　19
立ち去り行動　44,129
多発梗塞性認知症　130,133,140
WHO　17
多様性　113,114
淡蒼球変性症　46
単独世帯　5

ち

知能検査　27
超高齢者　3,4,7,8
長寿観　191,204,206,211,212
超皮質性感覚失語症　151
治療可能な認知症　43,50,61,64,65
治療的ニヒリズム　21,28
治療への同意　16

て

DSM-III 診断基準　20
DSM-III-R　32,33,35,36,62,66
DSM-IV　32,33,34,113,136,141,142
DSM-IV-TR　32,38
天秤法　41,134

と

東京都健康長寿医療センター　174,175,176
(財)東京都研究・福祉振興財団　176
東京都立松沢病院　128,130,131,132,136,174,176
東京都老人医療センター　176
東京都老人総合研究所　176
東京府巣鴨病院　176
東京府癲狂院　176
東京府松沢病院　176
東京府養育院　175,176
東京西北部第二次医療圏　177,180
統合失調症　109,153
頭部外傷　52
頭部外傷後遺症　51
動脈硬化性精神障害　78
動脈硬化性痴呆　130,132
特有な対人反応　44
ドネペジル　21,115,121,164,165,166,187
『ドレイピア書簡』　206

な

那須・ハコラ病　51,52
怠け思考　44
『楢山節考』　1

に

二次医療圏　177
『2009年版高齢社会白書』　3,5,7,9,10
『2010年版高齢社会白書』　2
日常生活動作（ADL）　7
ニッスル染色法　95
認知症　17,27,28,32,33,34,35,57,61,63
認知症医療　188
認知症(性)疾患(群)　89,184,185
認知症スペクトラム　36,39

の

脳画像検査　27,140
脳器質性疾患　129
脳器質性精神疾患　128
脳血管性精神障害　135
脳循環改善薬　121,165
脳卒中後精神障害　129

事項索引

脳代謝賦活薬　121,165
脳動脈硬化性精神障害　129
脳波検査　27
ノルアドレナリン　169

は

パーキンソン病　38,46,47,50,52,53
白質性認知症　43,51
白質変性症　51,52
橋本病　68
長谷川式簡易知能テスト（HDS-R）　23,178,186
パターナリズム　17,18,23,24
発症年代（発症年齢）　83,109
ハワイ宣言（綱領）　18,19
反響現象　156
反社会的脱抑制行為　159
ハンチントン（舞踏）病　38,48,52,133
反応型　20

ひ

皮質下核　49,53
皮質下血管性認知症　140
皮質下性認知症　36,38,40,43,45,46,48,49,50,53,65,104,133
皮質基底核変性症　68,114
皮質性認知症　40,43,44,45,49,53,65
非自発的患者　16
微小循環　172
微小循環障害　168
ピック型認知症（ピック病）　33,36,37,38,41,44,45,52,53,57,114,118,128,129,131,149,150,153,154,157,158
ピック嗜銀球　102
独り暮らし高齢者　6
病名告知　28
ビールショフスキー染色法（嗜銀法）　76,94,95,100,117
『貧困児処理法捷径』　206
ビンスワンガー型血管性認知症　41,42,51,52,136
ビンスワンガー型認知症　140,182
ビンスワンガー病　141

ふ

不安障害　183,184
フィッシャー斑　76
フィッシャー病　83,99
不穏　156
福祉施設　27
不死人間（ストラルドブラグ）　195,196,208
プライバシーの保持　18
フランクフルト州立精神病院　77,78,85,92,94
プリオン病　68
プレセニリン1　116,118,167
プレセニリン2　116,118,167
フリーラジカル　168
フリーラジカル・スカベンジャー　172
不老長寿　196
プロスタグランジン　171

へ

平均寿命　3,5
PET　27,117
ベドラム精神病院　212
ヘルペス脳炎　51
ヘルペス脳炎後遺症　52
辺縁系脳炎　68
辺縁性認知症　43,51
偏見　14

ほ

ホイップル病　68
ホームドクター　188

ま

マイネルト基底核　117,165
まだら痴呆　130
町会所七分積金　175
松沢病院　→東京都立松沢病院
慢性リウマチ性関節症　167

み

美濃部都政　176

む

無感動　48
無動緘黙状態　48

233

事項索引

め

名誉革命　207
目線（診察時の）　24,25
メマンチン　187
メンタルヘルスケア　15

も

妄想性障害　185
網様体賦活系　49,50
もっともらしさ　134
モノクローナル抗体法　117
もの忘れ外来　174,178,181,182,184,185,187,189

や 行

『大和本草』　202
有訴者率　7
養育院附属病院　176
要介護認定者　8
『養生訓』　192,193,194,202,204,209,210
欲動的興奮　157
欲動的脱抑制　158
欲動的不穏　157

ら 行

ラグナダ王国　195,196
リスクファクター　146
リッサウエル型進行麻痺　100,102,105
リバスチグミン　187
良性のもの忘れ　56,60
リン酸化タウ蛋白　143,164,167,169,171,173
臨床治験　16
倫理綱領　18
例外規定（自己決定権の）　16,17
レクリエーション療法　122
レビー小体型認知症（レビー小体病）　36,52,53,57,68,114,180,185
老健施設　27
老人斑　76,83,94,99,100,101,103,104,108,109,110,143
老年期認知症　131
老年期の幻覚妄想　21
老年精神医学　128
老年精神病　119

「老年痴呆」　98,99,100,101,102,104,108,130
老年認知症　82,83,88,105,109,110,113,114,115

欧文・欧文始まり

Aβ　145,146,166,168,169,171,173
Aβ 42　117,118,166
ADDTC（診断基準）　141,142,143
ADL（Activities of Daily Life）　7,9
amyloid b-protein (Aβ)　143
「An Account of the Court and Empire of Japan」　210
Apollonia Fritsch 症例　151,160
APP (amyloid precursor protein)　166,167,171,172
August H 症例　151,160
Auguste D 症例　73,74,77,91,92,93,94,97,100,109

benign forgetfullness　56
β, γ-セクレターゼ　172
bio-psycho-social　20,21

CT　27,115,117,120,129,136,178,181,182,186

DSM-III 診断基準　20
DSM-III-R　32,33,35,36,62,66
DSM-IV　32,33,34,113,136,141,142
DSM-IV-TR　32,38

GABA　169
GSK-3β　172

Hachinski の虚血スコア　141
HDS-R　178,181

IC　15,16
ICD-9-CM　33
ICD-10　32,35,36,38,113,140,141,142,143
ischemic score　133

Johann F 症例　101

Karoline Ruzicka 症例　152,160

leukoaraiosis　182

MCI (mild cognitive impairment)　　56,58,59,180
MMSE　　24,26,178,181,186
MRI　　27,117,186,187

neuropathological diversity　　114
NINDS-AIREN 診断基準　　141,142
NPH　　64

paraneoplastic disease　　68
pathogenetic factor　　144
pathoplastic factor　　144
PEMA 症候群　　44
PET　　27,117
polipoprotein E　　167
Presbyophrenische Demenz　　101,102

reversible dementia　　54,61,62

RPD（rapidly progressive dementia）　　68

Senium preacox　　92,98,101
SPECT　　27,117,186,187
stehende Redesarten　　155
subcortical dementia syndrome　　48
subcortical nuclei　　53
subkorticale Demenz　　46

treatable dementia　　43,50,54,61,62
triebhafte Hemmungslosigkeit　　158
triebhafte Unruhe　　156

Wernicke-Lichtheim 図式　　151
WHO　　17

人名索引

・日本人名は姓をローマナイズして該当箇所に配列してある。
・本文中もっぱらカタカナで表記されている人名も原綴で配列した。但し，カタカナを併記してある。

A

Albert E　　112
Albert ML　　46,47,48,49,53,65
Alzheimer A　　72,75,76,77,78,80,82,84,85,88,
　　89,90,91,93,95,96,97,98,99,101,102,103,104,
　　105,108,109,110,111,114,115,118,130
Amaducci LA　　82

B

Beach TG　　82
Benson DF　　43,49,50,53
Bielschowsky M　　95,109
Binswanger O　　130
Birkett DP　　133
Blessed G　　132
Bonfiglio F　　81,100,111
Bowen DM　　117,165
Braunmühl A von　　112,116,118,155
Brodmann K　　88,153

C

近松門左衛門　　203
Cummings JL　　43,44,65

D

Davies P　　117,165
de Ajuriaguerra J　　112
De la Torre JC　　145
Dide M　　132
Divry P　　144

F

Finckh J　　90,91
Fischer O　　83,99,101,110,111
Flechsig P　　153
Folstein MF　　46,48

Freud S　　83,99
深津亮　　134
深沢七郎　　1
Fuller SC　　81,103

G

Gascon GG　　51
Gaupp R　　79,87,91
後藤彰夫　　135
Grünthal E　　112,116
Gudden B von　　78
Guiraud P　　155
Gulliver（ガリヴァー）　　195,196,197

H

Hachinski VC　　133
原俊夫　　119
長谷川和夫　　128
Hitler A　　161
Hoche AE　　90,97

I

井原西鶴　　203
猪瀬正　　119,128
石井毅　　128

J

Jaspers K　　34,87
Joint RJ　　43,50,51

K

貝原益軒　　191,192,193,202,203,204,209,210,
　　211
金子仁郎　　128
Kaplan HI　　34,35
柄澤昭秀　　128
Kleinjogg（クラインヨッグ）　　1

236

人名索引

Kölliker RA von　77
Kraepelin E　35,61,73,75,78,79,80,81,82,83,84,
　　85,87,88,92,97,98,99,100,103,109,110,111,
　　115,130,149
Kral VA　56,60
呉秀三　87
黒井千次　10

L

Larsson T　112,116
Lauter H　112
Leonhard K　155
Levi H　90

M

Mallison R　155
Marsden CD　64,66
松尾芭蕉　203
McHugh PR　46,48,49,53,65
Mendel E　90
Meyer A　20
Meyer JE　87,112
Müller Ch　112

N

鍋島俊隆　170
中野好夫　211
Neary D　37,38
西村健　128
Nissl F　77,78,85,87,94,95

O

大久保一翁　175
大成潔　149,155,158

P

Perry EK　117,165
Perusini G　76,81,91,92,97,99,100,101,111
Pick A　83,84,99,102,149,151,153,158

R

Redlich　110,115
Roth M　130,132
Rüdin E　80

S

Sadock BJ　34,35
Schneider C　155,157,158,161
Schneider K　34,64
Schnitzler JG　104,111
渋沢栄一　175
清水信　128
新福尚武　128
Shoulson I　43
Sidotti GB（シドッチ）　203
Sioli E　75,77,85,94
Sjögren T　112,116
Snowden JS　37
Spatz H　149,154,155,158
Spielmeyer W　87,130
Stertz G　155,156,158
Stockert FG von　46,53,65
Swift J（ジョナサン・スウィフト）　1,191,
　　195,197,202,205,209,210,211,212

T

田邉敬貴　26,159
立津政順　53
Tissot R　112
徳川家光　203
徳川家綱　203
徳川家康　203
徳川綱吉　203
Tomlinson BE　130,131,132
辻山義光　111,116,119
露木新作　118

W

Wagner von Jauregg　63,64
Walpole R　205
渡邊道雄　118
Whitehouse　117,165
Wundt W　78

Y

横井晋　128
吉田哲雄　129

237

【著者紹介】
松下正明（まつした・まさあき）

　　1937年　長崎市生まれ
　　1962年　東京大学医学部卒業
　　東京都立松沢病院，東京都精神医学総合研究所勤務を経て
　　1986年　横浜市立大学医学部助教授，1987年　同教授
　　1990年　東京大学医学部教授
　　1998年　東京都精神医学総合研究所所長
　　2003年　東京都立松沢病院院長
　　2009年より現職（地方独立行政法人東京都健康長寿医療センター理事
　　　　　長），東京大学名誉教授
　専　攻　老年精神医学，神経病理学，司法精神医学，精神医学史
　主要編著　総編集『臨床精神医学講座（全38巻）』（中山書店，1997-2001），
　　　　　総編集『新世紀の精神科治療（全10巻）』（中山書店，2002-
　　　　　2005），総編集『司法精神医学（全6巻）』（中山書店，2005-
　　　　　2006），総編集『専門医のための精神科臨床リュミエール（全
　　　　　30巻）』（中山書店，2008-刊行中），共編『精神医学文献事
　　　　　典』（弘文堂，2003），共編『精神医学対話』（弘文堂，2008），
　　　　　『みんなの精神医学用語辞典』（弘文堂，2009）など

高齢社会と認知症診療

平成23年11月15日　初版1刷発行

著　者　松　下　正　明
発行者　鯉　渕　友　南
発行所　株式会社　弘文堂　　101-0062　東京都千代田区神田駿河台1の7
　　　　　　　　　　　　　　　TEL 03(3294)4801　　振替 00120-6-53909
　　　　　　　　　　　　　　　　　　　　　http://www.koubundou.co.jp

装　幀　松村大輔
組　版　堀江制作
印　刷　港北出版印刷
製　本　井上製本所

Ⓒ 2011　Masaaki Matsushita.　Printed in Japan.
JCOPY <（社）出版者著作権管理機構　委託出版物>
本書の無断複写は著作権法上での例外を除き禁じられています。複写される場合は，
そのつど事前に，（社）出版者著作権管理機構（電話 03-3513-6969，FAX 03-3513-6979，
e-mail: info@jcopy.or.jp）の許諾を得てください。
また本書を代行業者等の第三者に依頼してスキャンやデジタル化することは，たとえ
個人や家庭内での利用であっても一切認められておりません。

ISBN 978-4-335-65147-2

弘文堂刊 ●価格は2011年11月現在の本体価格です。別途消費税が加算されます。

現代精神医学事典

加藤・神庭・中谷・武田・鹿島・狩野・市川編　精神医学・精神科医療の必須用語3000余項目を第一線で活躍中の570名の専門家が分担執筆。いま望みうる最新・最良の総合事典。詳細な参考文献一覧、各種索引も完備。　18,000円

精神医学対話

松下・加藤・神庭編　個々の精神疾患や精神症状・症候をめぐる重要テーマを、臨床と基礎研究の第一人者が方法論的に異なる立場から詳細に論じ、さらにそれぞれの視点から双方向的にコメントを加え今後の方向を探る。13,000円

精神医学文献事典

松下・中谷・加藤・大野・神庭編　精神医学200年余の歴史をふまえ、精選された約750の重要文献の概要と学問上の意義について各分野の最適任者330名が具体的に記述。精神医学のさらなる発展のための指標である。　12,000円

精神科ポケット辞典 新訂版

加藤・保崎・三浦・大塚・浅井監修　精神医療関係者のみならず心理・福祉領域で活躍するスタッフや学生、さらに教育・法曹関係者にも必携。新項目を追加し全体を見直してリニューアルした信頼できるスタンダード。　3,800円

みんなの精神医学用語辞典

松下正明著　わが国精神医学界の第一人者が、コメディカルスタッフや福祉、司法、教育関係者の声に応え、基本となる約1100語を選定し、そのすべてを自ら一人で書き下ろした画期的な精神医学・精神医療の用語辞典。　2,000円

新版 精神分析事典

R.シェママ・B.ヴァンデルメルシュ編　フロイトとラカンを中心とする精神分析の最新研究を、フランスを代表する精神科医、精神分析家、哲学者らが分担執筆。付録として「著作年表」「用語対照表」「索引」などを収める。7,500円

精神症候学 第2版

濱田秀伯著　患者の症状を観察し、その訴えを聞き取り、病を正確に分類・記述する症候学は臨床医学の基礎として重視される。精神科領域のあらゆる症状をきめ細かく整理・分類した画期的な読む事典。　8,200円

精神病理学臨床講義

濱田秀伯著　115に及ぶ症例をきめ細かく考察し、膨大な数の文献を読み解きながら、症状のとらえ方、診断のプロセス、疾患の概念を明晰かつ精緻に解説する。「心の病」の病理解明をめざす重厚にして華麗な仮想講義録。6,500円

メランコリー
人生後半期の妄想性障害

濱田・古茶編著　うつと妄想で発症し、気分障害の枠組みに収まらない高齢者の精神疾患について新たな分類を提唱。クレペリンとドライフスのメランコリー論のエッセンスを収録し、その検討をもふまえた共同研究の成果。4,000円

パンセ・スキゾフレニック
統合失調症の精神病理学

内海健著　統合失調症の病像は近年とみに軽症化してきたといわれる。一方で、この疾患の病態解明はむしろ停滞している。自己の成立の自明性を解体することを試みつつ統合失調症の病理学の再構築を目指す意欲的論集。3,800円

人の絆の病理と再生
臨床哲学の展開

加藤敏著　患者の語りに耳を傾け患者を師としつつ、人間について思索する精神科医は、その治療実践を基礎に絆の再生に向けた倫理的課題を担うことを求められる。精神病理学の現場から発せられる臨床哲学のメッセージ。3,400円